わかる
できる
伝わる

先天赤緑色覚異常の診療ガイダンス

村木早苗

三輪書店

# 序

　昨今，学校での色覚検査が任意で実施されるようになり，日常臨床で色覚診療を行う機会が以前より増えていると思われます．先天色覚異常はもちろん治療できませんので，色覚診療は検査・診断・診断後の対応の3本柱で成り立ちます．正しい検査と診断はもちろん大切ですが，診断後の説明・助言なくして色覚診療は成り立ちません．しかし，色覚については苦手という医師や視能訓練士の方々の声をよく耳にしていました．そのような中で，色覚の書籍の企画についてお話をいただきました．本書は，検査・診断・診断後の対応について，筆者自身が今まで臨床現場で行ってきた経験をもとになるべく臨床に即した内容を心がけました．それゆえ，他の教科書と比べて我流を述べている部分もありますことをご了承ください．また，先天色覚異常を「異常」ではなく「多型」あるいは「多様性」とする考え方もあります．本書の中でも，色覚異常者の見え方は"本人にとって間違いではない"と述べました．しかし，読者の理解の混乱を避けるために，あえて「色覚異常者」あるいは「色誤認」という言葉を使用しました．少しでも多くの方に本書を手にとっていただき，日常臨床にお役立ていただければ幸いです．

　本書を作成するにあたり，長年にわたり滋賀医科大学医学部附属病院眼科色覚外来でご指導いただき，また執筆にあたりご高閲いただいた山出新一先生，色覚の遺伝子研究をご指導いただき，第2章執筆にあたりご高閲いただいた滋賀医科大学生化学・分子生物学講座 分子病態生化学部門の上山久雄先生，そして色覚という分野に網膜という視点からいつもヒントを与えてくださいました滋賀医科大学眼科学講座の大路正人教授，共同研究者の岩佐真紀先生，色覚診療の普及に尽力されいつもご指導いただいている色覚ICメンバーの先生方に深く感謝いたします．最後に，本書の企画を提案してくださり，編集にあたって多大なご苦労をおかけした三輪書店の久瀬幸代氏に深く感謝いたします．

2017年9月

村木早苗

## CONTENTS

## 第1章　色覚のきほん

### 01 — 色の感覚はどのようにして作られるのか …… 2
- 網膜の光受容器で情報をキャッチする …… 2
- 網膜には感受性の異なる3種類の錐体がある …… 2
- 色を感じるしくみ …… 3
- 脳はだまされやすい …… 6

### 02 — 先天赤緑色覚異常はなぜ起こるのか …… 11
- 3種類の錐体がすべてそろっていない …… 11
- 2色覚と異常3色覚の違いは"亜型"の存在 …… 14
- 色覚異常にさまざまな程度がみられるのはなぜか …… 15

### 03 — 色覚異常の見えかた …… 16
- 1型色覚と2型色覚の見えかたはほとんど同じ …… 16
- 色覚異常者の色誤認をどのように考えるか …… 18

## 第2章　色覚の遺伝子と遺伝を知ろう

### 01 — 色覚の遺伝子は3種類 …… 22
- それぞれの錐体に対応する視色素遺伝子がある …… 22
- X染色体上のL遺伝子とM遺伝子の並びかた …… 23
- L遺伝子とM遺伝子の構造はとても似ている …… 25

**02** ─ 先天赤緑色覚異常の遺伝子のしくみ ・・・・・・・・・・・・・・・・・ 27
 色覚異常の原因は遺伝子の欠損 ・・・・・・・・・・・・・・・・・ 27
 遺伝子の欠損はなぜ起こるのか ・・・・・・・・・・・・・・・・・ 27
 先天赤緑色覚異常の遺伝子配列パターン ・・・・・・・・・・・・・・・・・ 30
 原因は遺伝子の欠損ばかりではない ・・・・・・・・・・・・・・・・・ 31

**03** ─ 遺伝から考える発症頻度 ・・・・・・・・・・・・・・・・・ 33
 遺伝子の組み合わせとさまざまな表現型 ・・・・・・・・・・・・・・・・・ 33
 1250人に1人の複合保因者 ・・・・・・・・・・・・・・・・・ 34

# 第3章　色覚検査の進めかたと判定ポイント

**01** ─ 色覚検査の種類 ・・・・・・・・・・・・・・・・・ 38
 物体色を利用した検査 ・・・・・・・・・・・・・・・・・ 38
 光源色を利用した検査 ・・・・・・・・・・・・・・・・・ 38

**02** ─ 物体色を利用した検査の進めかたと注意点 ・・・・・・・・・・・・・・・・・ 39
 照明に注意しましょう ・・・・・・・・・・・・・・・・・ 39
 淡々と進めましょう ・・・・・・・・・・・・・・・・・ 39
 変色に注意しましょう ・・・・・・・・・・・・・・・・・ 40

**03** ─ 仮性同色表 石原色覚検査表 ・・・・・・・・・・・・・・・・・ 41
 どのような構成か ・・・・・・・・・・・・・・・・・ 41
 検出表 ・・・・・・・・・・・・・・・・・ 42
 分類表 ・・・・・・・・・・・・・・・・・ 48

**04** ─ 仮性同色表 標準色覚検査表（SPP） ・・・・・・・・・・・・・・・・・ 51
 第1部 先天異常用はどのような構成か ・・・・・・・・・・・・・・・・・ 51
 検出表 ・・・・・・・・・・・・・・・・・ 53
 分類表 ・・・・・・・・・・・・・・・・・ 56

## 05 — 仮性同色表 東京医科大学式色覚検査表（TMC表） … 58
- どのような構成か … 58
- 検出表 … 58
- 分類表 … 60
- 程度表 … 61

## 06 — 色相配列検査 パネルD-15テスト … 64
- どのような構成か … 64
- 検査の方法 … 65
- 検査の原理 … 65
- 結果の判定 … 68

## 07 — 光源色を利用した検査の進めかたと注意点 … 75
- 検査時の照明は光源色が見やすい明るさで … 75
- 被検者側の条件を整える … 75
- 検者が気をつけるべきこと … 76

## 08 — 光源色を利用した検査 アノマロスコープ … 77
- どのような検査か … 77
- 検査の進めかた … 79
- 正常色覚の場合 … 80
- 2色覚の場合 … 80
- 異常3色覚の場合 … 82
- 型判定のフローチャート … 86

## 09 — 光源色を利用した検査 ランタンテスト … 89
- どのような検査か … 89
- 検査の進めかた … 90
- 結果の判定 … 90

## 10 — 色覚検査のフローチャート … 92
- 誤読8表以上 … 93
- 誤読5〜7表 … 93
- 誤読4表以下 … 94

## 第4章 就学・就労の押さえどころ

**01** - 色覚異常は自分で気づきにくい ………… 98
　先天色覚異常者は自分の見えかたが当たり前 ………… 98
　色覚検査は自分の"特性"に気づく機会 ………… 99

**02** - 学校生活で実践できる色のバリアフリー ………… 100
　色覚検査をとりまく環境の変化 ………… 100
　学習指導で押さえておきたいポイント ………… 100

**03** - 職業選択の考えかた ………… 107
　どれくらい"色だけ"の判断が必要か ………… 107
　自分の特性を正しく理解し，得意な面を生かそう ………… 108

## 第5章 診断後の"伝わる"説明とアドバイス

**01** - どのように見えているのか ………… 112
　赤と緑を感じる力が弱く，似て見える ………… 112
　程度の強い弱いは，赤と緑を区別する力の違い ………… 113
　「何色が何色に見えているのですか？」 ………… 113
　弱度ほど要注意！ 間違う可能性の自覚が大事 ………… 114

**02** - 子どもにどのように接したらよいのか ………… 116
　色に関して厳しく問いつめない ………… 116
　色をさりげなく教えてください ………… 116
　「兄弟で同じタイプの色覚異常ですが，程度が違うように見えます」 ………… 117
　保護者は深刻に考えすぎて落ち込まないで ………… 118

## 03 – 進学・就職時に気をつけること ................ 119
「就けない職業はありますか？」 ................ 119
「進学で注意するべきことはありますか？」 ................ 120

## 04 – 日常生活での心がまえ ................ 121
色だけで判断するときは用心すること ................ 121
「信号灯はどのように見えていますか？」 ................ 122

## 05 – 遺伝について ................ 123
「保因者であるかどうか調べてください」 ................ 123
「自分（父親）が色覚異常で，娘にそのことを伝えた
　ほうがよいでしょうか？」 ................ 123
「治療法はありますか？」 ................ 124
色覚異常の正しい知識を伝えるのが第一 ................ 124
おわりに ................ 125

**付録** **先天色覚異常と職業適性** ................ 127

**索 引** ................ 136

---

### ちょっと休憩！

▶ 日常で起こりうる色間違い　　　　　　　　　　　10
▶ L-錐体とM-錐体の起源　　　　　　　　　　　　13
▶ 色覚にも個人差がある　　　　　　　　　　　　　20
▶ 遺伝子の重複　　　　　　　　　　　　　　　　　26
▶ 保因者の色覚は？　　　　　　　　　　　　　　　35
▶ 心因性視覚障害に要注意！　　　　　　　　　　　63
▶ 色素色色覚異常（PCD）の謎　　　　　　　　　　88

# Q & A

- mRNAとは何ですか？ 24
- 仮性同色表の提示時間を守るべきでしょうか？ 40
- 正常色覚者に石原色覚検査表の環状表は難しい？ 48
- 石原色覚検査表は，数字表だけで判定してはいけないの？ 50
- 色覚検査が可能な年齢は？ 55
- パネルD-15テストは1回の検査でよいのですか？ 67
- パネルD-15テストをフェイルしたら，強度異常なので2色覚ですか？ 69
- アノマロスコープのA.Q.とは何ですか？ 83
- 仮性同色表で見逃してしまうような微度の色覚異常は，問題にすべきでしょうか？ 94
- 石原色覚検査表は，どの表数のものを用いてもよいのでしょうか？ 95
- 石原色覚検査表の誤読数と色覚異常の程度は関連するのでしょうか？ 95
- 黒板の字が白と黄のチョークだけでは，正常色覚の生徒には退屈になるのでは？ 106
- 職業選択を考えるときに基準になるものは？ 109

# 第1章

# 色覚のきほん

先天色覚異常の診療を行うときに，患者さんの家族から「この子はいったいどのように見えているのでしょうか?」と質問されることがよくあります．まず色覚について基本的なことを理解していれば，このような質問でも困ることはありません．

#  色の感覚はどのようにして作られるのか

## 網膜の光受容器で情報をキャッチする

網膜の光受容器は視細胞です．そして，視細胞には大きく分けて杆体と錐体があります．錐体は黄斑部に多く，杆体は周辺部に多く分布しています．杆体は主に暗いところではたらき明暗の感覚を，錐体は明るいところではたらき色や形の感覚をつかさどっています．

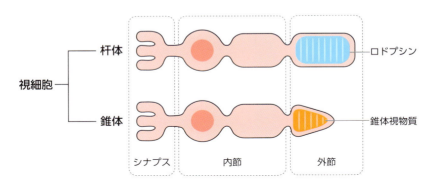

錐体視物質には感受性の異なる3種類のオプシンが含まれている．

## 網膜には感受性の異なる3種類の錐体がある

網膜には，長波長感受性錐体（L-錐体：long wavelength sensitive cone，旧名称：赤錐体），中波長感受性錐体（M-錐体：middle wavelength sensitive cone，旧名称：緑錐体），短波長感受性錐体（S-錐体：short wavelength sensitive cone，旧名称：青錐体）の3種類が存在します．錐体の感受性を決定しているのは，錐体の外節に含まれているオプシンの性質です．その違いによって，L-錐体の感受性のピークは560nm付近，M-錐体の感受性のピークは530nm付近，S-錐体の感受性のピークは430nm付近となります．

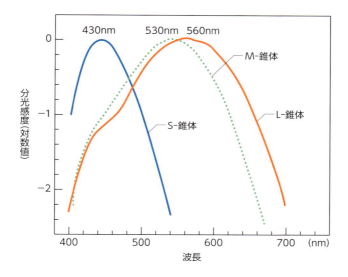

ある波長の光が網膜に到達したときに，それぞれの錐体がその感受性に合わせてさまざまに反応します．

## 色を感じるしくみ

L-錐体，M-錐体，S-錐体それぞれの反応が，網膜の水平細胞レベルで和や差の信号に変換されていると考えられています[1]．その信号が，双極細胞，神経節細胞，視神経，外側膝状体（脳の視床領域の一部）を経る間にさまざまに修飾され，最終的には大脳に到達して色を感じます．

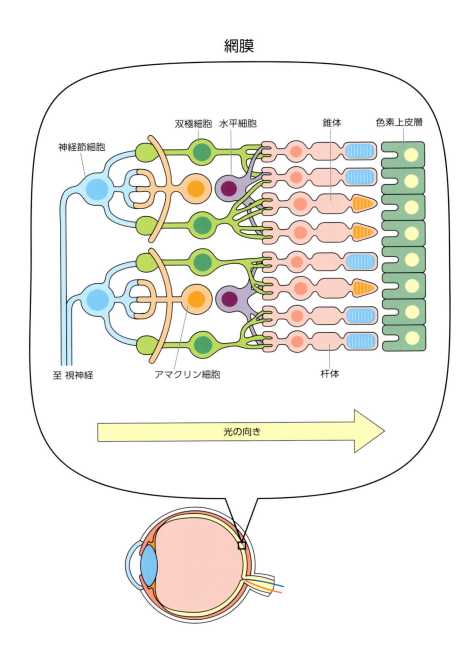

　L-錐体とM-錐体の反応から「赤と緑の感覚」もしくは「輝度の感覚」が，S-錐体・L-錐体・M-錐体の反応から「青と黄の感覚」が作り出されます．

色覚のきほん 第1章

## 赤と緑の感覚

「赤と緑の感覚」は，L-錐体とM-錐体の反応の差から生じます．L-錐体の感受性が高い波長領域では赤の感覚，M-錐体の感受性が高い波長領域では緑の感覚が生じます．赤と緑は切り替わることはあっても同時には存在しないことになり，反対色といわれています．

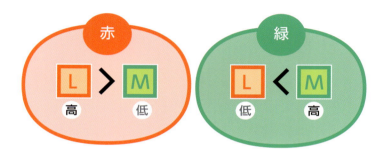

## 青と黄の感覚

「青と黄の感覚」は，S-錐体と〈L-錐体＋M-錐体〉の反応の差から生じます．S-錐体の感受性が高い波長領域では青の感覚，〈L-錐体＋M-錐体〉の感受性が高い波長領域では黄の感覚が生じます．青と黄は切り替わることはあっても同時には存在しないことになり，反対色といわれています．

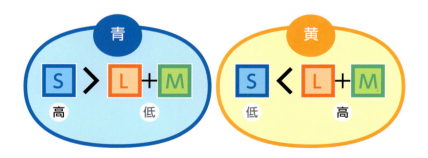

## 輝度の感覚

L-錐体とM-錐体の反応が合わさって「輝度の感覚」が生じます．色のなかでも明るい鮮やかな色と暗い色があり，これを規定しているものと考えます．それでは，明暗の感覚をつかさどる杆体はどのような性質をもつのでしょうか．杆体は"暗所での輝度"，錐体は"明所での輝度"を担うと考えればわかりやすいです．

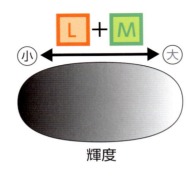

実際は，これらすべての反応が複雑に絡み合ってさまざまな色合いや明るさの色を作り出しているといえます．

# 脳はだまされやすい

色の感覚は，3種類の錐体に起こる反応の大小で生じていることを述べました．では，どのような条件の下でも，同じ色に見えるのでしょうか．色相対比，明度対比，彩度対比という現象があります．これらは「同時対比」といって，2つ以上の色を同時に見るときに，互いに影響し合い，単独で見るときとは色が違って見える現象のことです[2]．網膜では正しく信号を受け止めていても，脳が錯覚を起こすのです．

真ん中の円は同じ色調ですか?

どちらの円が明るく見えますか?

どちらの円があざやかに見えますか?

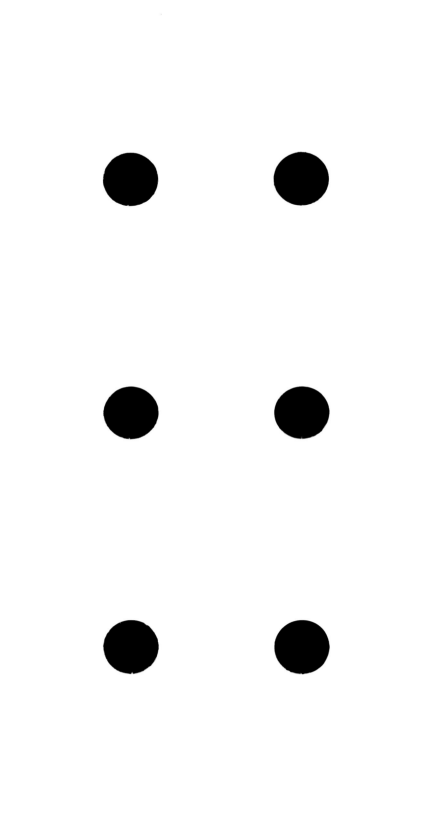

色覚のきほん 第1章

真ん中の円は同じ色調ですか？

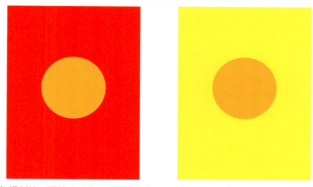

色相対比：隣接する色の影響を受けて，主に色相が変化して見える現象

どちらの円が明るく見えますか？

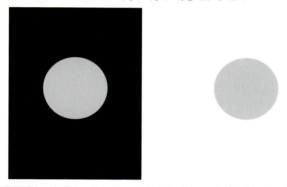

明度対比：隣接する色の影響を受けて，主に明度が変化して見える現象

どちらの円があざやかに見えますか？

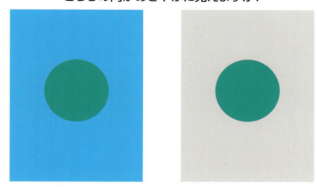

彩度対比：隣接する色の影響を受けて，主に彩度が変化して見える現象

**ちょっと休憩！**

**日常で起こりうる色間違い**

　色は絶対的なものでしょうか？　たとえば，衣料品店に洋服を選びに行ったとき，試着室や店内で見て思っていた色と，後日外出し，屋外で見たときの色の印象が変わっていたという経験はないでしょうか？　色は，周囲の明るさや照明の色などの環境条件で大きく変わります．しかし，その時々に感じた色はその時々に生じた感覚ですので，どちらも間違いとはいえません．また，周囲の色に誘導され色の感じかたが違ってくることがあります．いわゆる錯覚です．色相対比，明度対比，彩度対比がこれにあたります（p. 9参照）．これらはみなさんにどのように見えましたか？

　このように，私たちが当たり前のように感じている色は，条件によってさまざまに変化して見えるのです．つまり，色は絶対的なものとはいえないのです．

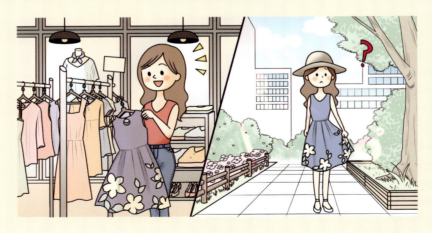

# 先天赤緑色覚異常はなぜ起こるのか

　色の信号が網膜から大脳に到達する経路のどこに障害があっても，色覚異常は起こり得ます．先天色覚異常は，網膜の錐体に先天的な異常がある場合に起こる色覚異常です．

## 3種類の錐体がすべてそろっていない

### 色覚異常の分類

　正常色覚では，3種類の錐体がすべてそろっているので，正常3色覚といいます．色覚異常は，3種類の錐体のいずれかが欠損しているかもしくは機能不全である場合に起こります．L-錐体が欠損している場合を1型色覚，M-錐体が欠損している場合を2型色覚，S-錐体が欠損している場合を3型色覚といいます．先天赤緑色覚異常は，1型色覚と2型色覚を総称したものです．3型色覚は先天青黄色覚異常と呼ばれ，石原色覚検査表や標準色覚検査表 第1部先天異常用などの仮性同色表では検出しにくく，またその頻度もまれですので日常臨床で遭遇することはほとんどありません．しかし，後天色覚異常では青黄色覚異常がよくみられます．そのため，青黄色覚異常をみたときにはまず後天的な異常を疑い精査すべきです．

　ほかに，錐体が2種類以上欠損している場合があります．L-錐体とM-錐体が欠損しているS-錐体1色覚と，錐体すべてが欠損している杆体1色覚があります．錐体が2種類以上ないと色の感覚が作られないので，これらの疾患は色の感覚がなく，総称して先天全色盲といいます．先天全色盲は色覚だけでなく，低視力，羞明，昼盲，眼振を伴います．ただし，その頻度は非常にまれです．

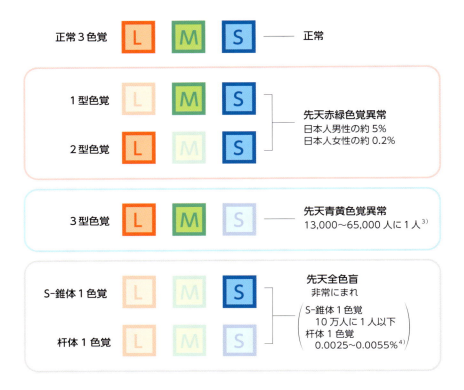

## L-錐体とM-錐体のはたらき

　いずれかの錐体がはたらかないことで，色の感覚が違ってきます．「赤と緑の感覚」はL-錐体とM-錐体の反応の差から生じるので，もし，どちらかの錐体の反応がないとすれば差自体が存在しません．すると「赤と緑の感覚」は生じないということになります．一方，「輝度の感覚」と「青と黄の感覚」はL-錐体とM-錐体の反応が合わさって生じるので，どちらか一方でも成り立ちます．このように，L-錐体とM-錐体は「色を感じるしくみ」では同じ役割を担っているので，どちらが欠損（あるいは機能不全）してもその色覚異常の現れかたは似ています．

　そして，L-錐体とM-錐体の分光感度のピーク波長はわずか30nmしか違いません．p.3の図でわかるように，これらの感度領域はほとんど重なっています．

この重なりこそが，広い波長領域で「赤と緑の感覚」を生じさせているわけです．

　本書では，日常臨床で遭遇する先天色覚異常のほとんどといってよい先天赤緑色覚異常に焦点を絞って解説したいと思います．

### ちょっと休憩！

#### L-錐体とM-錐体の起源[5]

　なぜ，L-錐体とM-錐体は似ているのでしょうか．生物の進化から考えると，興味深い説が提唱されています．進化の過程では，もともと4つの錐体オプシンタイプをもつ4色覚でした．その証拠に，鳥類と爬虫類のほとんどは4色覚です．しかし，哺乳類は「夜行性」であったため，色覚をあまり必要とせず2つのオプシンタイプを失い，いったん長波長タイプと短波長タイプのオプシンの2色覚となりました．霊長類であるヒトもそのような理由で最初2色覚が主流であったのですが，長波長タイプのオプシンが分化し，L-錐体オプシンとM-錐体オプシンの2種類を獲得し3色覚となったのです．つまり，L-錐体とM-錐体の起源は同じなのです．L-錐体とM-錐体をもてば赤と緑の感覚が生じます．すると緑の葉の間の熟した赤い実を早く見つけることができ，生活するうえで有利であったので生き残ってきたという仮説があります．

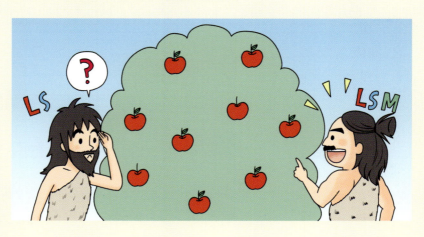

# 2色覚と異常3色覚の違いは"亜型"の存在

　3種類の錐体をもつ正常3色覚に対し，1つの錐体を欠損している場合，2種類の錐体をもつ2色覚となります．しかし，なかにはL-錐体が欠けている代わりにM-錐体の亜型（ここではM'-錐体とします），M-錐体が欠けている代わりにL-錐体の亜型（ここではL'-錐体とします）をもっている場合があります．この場合は3種類の錐体をもつことになり，正常3色覚と区別する意味で異常3色覚といいます．

　S-錐体の亜型については，明らかにされていません．したがって2色覚，異常3色覚という分類は難しいですが，3型色覚のなかにも程度の差はあるようです[6]．

### ■ 先天赤緑色覚異常の分類

|   |   | 錐体 | | |
|---|---|---|---|---|
| 正常 | 正常3色覚 | L | M | S |
| 1型 | 2色覚 | — | M | S |
|  | 異常3色覚 | — | M　M' | S |
| 2型 | 2色覚 | L | — | S |
|  | 異常3色覚 | L　L' | — | S |

L……L-錐体　　M……M-錐体　　S……S-錐体

　どの錐体が欠損しているかで，1型2色覚，1型異常3色覚，2型2色覚，2型異常3色覚となります．1型，2型という時点で異常であることがわかっているので，異常3色覚の「異常」は省き，1型3色覚・2型3色覚と表記します．

第1章 色覚のきほん

# 色覚異常にさまざまな程度がみられるのはなぜか

## "亜型"のバリエーションが程度を左右する

　先天赤緑色覚異常はL-錐体もしくはM-錐体を欠損しているので，理論上「赤と緑の感覚」は生じません．しかし異常3色覚は，L-錐体とL'-錐体，もしくはM-錐体とM'-錐体の反応の差から「赤と緑の感覚」は作られると考えられます．ただし，それらの分光感度は非常に似ているため，L-錐体とM-錐体から生じる反応の差より小さくなります．つまり，正常色覚と比較して「赤と緑の感覚」は弱いと考えられます．L'-錐体やM'-錐体に含まれる視物質の吸収特性はバリエーションに富んでいます[7]．したがって，L-錐体とL'-錐体，もしくはM-錐体とM'-錐体から生じる反応の差の大きさもさまざまで，異常3色覚の「赤と緑の感覚」，つまり色覚異常の程度にはバリエーションがあると考えられます．

## 異常3色覚は程度が軽い？

　このように考えていくと，弱いながらも「赤と緑の感覚」が生じる異常3色覚のほうが，2色覚よりも程度が軽いことになります．多くはそうですが，なかには例外もあります．色覚異常の程度判定はパネルD-15テストで行いますが，パネルD-15テストをパスする2色覚，パネルD-15テストをフェイルする異常3色覚がそれぞれの10％近くは存在しています．

# 03 色覚異常の見えかた

## 1型色覚と2型色覚の見えかたはほとんど同じ

まず，色覚異常の見えかたのシミュレーション画像を示します．

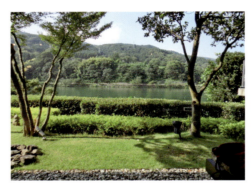

正常3色覚

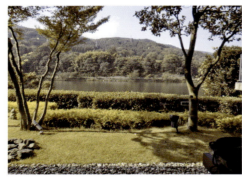

1型2色覚

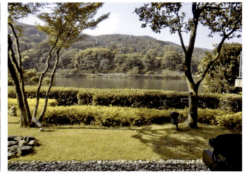

2型2色覚

色覚のきほん 第1章

　ただし，これは2色覚に加えて強度異常の場合のシミュレーションです．強度の色覚異常でも景色は美しく見えており，決して色褪せた世界ではないことがわかります．

　しかし，赤味が入るものを見た場合，その感じかたはかなり変わります．

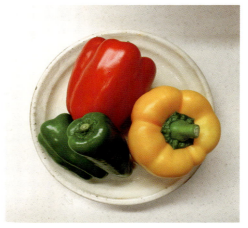

正常3色覚

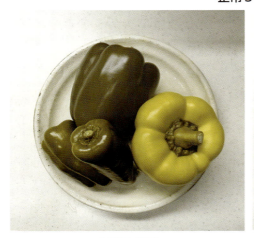

1型2色覚

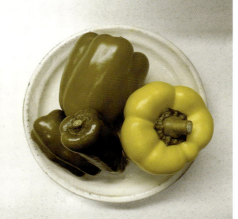

2型2色覚

色覚異常者は紅葉の美しさがわからないとされていることも，これを見れば理解できますね．しかし，これは強度異常の場合のシミュレーションですから，先天赤緑色覚異常者がみなさんこのように見えているわけではありません．
　1型色覚と2型色覚の見えかたの違いはわかりますか？　大変似ていることが理解できたと思います．あえて挙げるなら，2型色覚に比べ1型色覚は赤い部分が暗いということです．長波長領域を担うL-錐体を欠損しているので，長波長領域を暗く感じてしまうのがその理由です．しかし，1型色覚と2型色覚の見えかたを比較せず単独で見た場合は，判定困難かと思われます．

## 色覚異常者の色誤認をどのように考えるか

### 色の判断は物を手がかりに行う

　ヒトは成長するにつれ「物」の名前を憶えていきます．それは「色」の名前も同じです．「物」は形で判断できますが，「色」には手がかりがありません．正常色覚者にとっては「物」も「色」も単独で判断できますが，色覚異常者には「物」は判断できても「色」は手がかりがないと判断しにくい場合があります．つまり，色覚異常者は今までの経験を生かして「物」を手がかりにその「色」を判断しています．

### 赤いトマトと緑のトマト

　たとえば「トマトは赤い」と学習したら，「トマト」＝「赤」と常に見てしまうわけです．そのため，「緑のトマト」を見ても「赤いトマト」と見てしまいます．それは決して，正常色覚者にとっての緑に見えているわけではありません．単に，赤と緑が非常に似ていて区別できず，「形」を手がかりに判断した結果なのです．このようなケースは色覚異常者にとって避けられないとしても，幼少期に物の色を学習して「物」と「色」の結びつきを知っておくことで，将来色のことで失敗

色覚のきほん 第1章

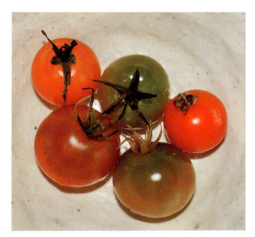

正常3色覚

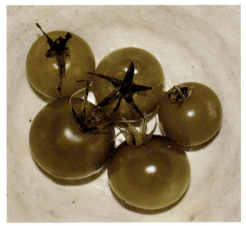

1型2色覚

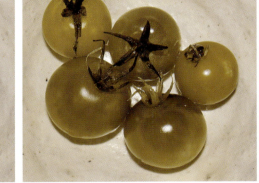

2型2色覚

しにくくなります．

　本章で使用した色覚異常シミュレーションソフトは"Vischeck"です．無料でダウンロードできます（http://vischeck.com/）．ほかにも色覚体験ツール"色のシミュレータ"（浅田一憲氏 開発）がiTunes Storeにて無料で入手できます（http://itunes.apple.com/jp/app/id389310222?mt=8）．※2017年現在

【文献】
1) Mitarai G, Asano T, Miyake Y: Identification of five types of S-potential and their corresponding generating sites in the horizontal cells of the carp retina. Jpn J Ophthalmol 18: 161-176, 1974
2) 川上元郎：色のおはなし 改訂版．日本規格協会，2002
3) Wright WD：The characteristics of tritanopia．J Opt Soc Am 42：509-521，1952
4) 大庭紀雄：先天全色盲症候群．眼科27：419-432，1985
5) 河村正二：錐体オプシン遺伝子と色覚の進化多様性：魚類と霊長類に注目して．比較生理生化 26：110-116，2009
6) 市川　宏，三宅養三，市川一夫：先天性第3色盲不完全型の一家系．臨眼 39：579-583，1985
7) Merbs SL, Nathans J：Absorption spectra of the hybrid pigments responsible for anomalous color vision. Science 258: 464-466, 1992

※iTunesは，Apple Inc.の商標です．

> ちょっと休憩！

### 色覚にも個人差がある

　先ほど，色は絶対的なものではなく，まわりの環境に左右されるというお話をしました（p.10参照）．L-錐体やM-錐体にもさまざまなバリエーション（L'-錐体やM'-錐体）がありますが，正常3色覚であってももっている錐体の性質で誰もが皆同じ見えかたをしているとは限りません．周囲の人と色の意見で対立した経験はありませんか？ 筆者の経験では，ある用紙の色を男性は薄いベージュと主張し，女性は薄いピンクと主張し意見が対立したことがあります．お互い譲ることはなかったのですが（目の前のものがそのように見えているわけですから），自分が色覚異常であることを知らないと，このような出来事はもっと頻繁に生じると思われます．

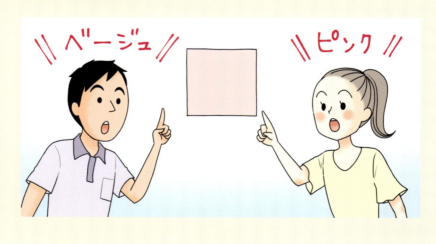

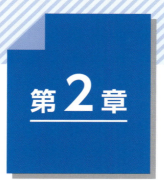

# 第2章

# 色覚の遺伝子と遺伝を知ろう

先天色覚異常は遺伝性疾患です．色の感覚にかかわる3種類の錐体にはそれぞれに対応する視色素遺伝子が発現しており，色覚の遺伝子を知ることは色覚異常の臨床を理解するうえで役に立ちます．

# 01 色覚の遺伝子は3種類

## それぞれの錐体に対応する視色素遺伝子がある

### 錐体はオプシンの性質で決まる

　錐体の性質を決定しているのは，錐体の外節に含まれているタンパク質であるオプシンの性質です．L-錐体オプシン，M-錐体オプシン，S-錐体オプシンをコードしている遺伝子をそれぞれ，L遺伝子，M遺伝子，S遺伝子といいます．これらは視色素遺伝子とも呼ばれます．

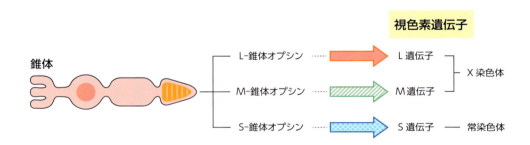

### 各遺伝子の所在

　視色素遺伝子のうち，L遺伝子とM遺伝子は性染色体のX染色体に，S遺伝子は常染色体（第7染色体）に存在します[1]．S遺伝子の異常でS-錐体が欠損する3型色覚の遺伝形式は，常染色体優性（顕性）遺伝です．性染色体と無関係ですので発症頻度に男女差はありません．

第2章 色覚の遺伝子と遺伝を知ろう

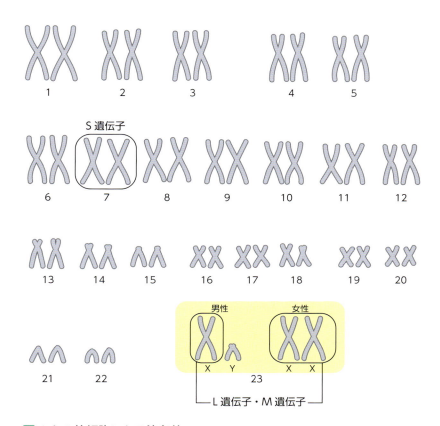

■ ヒトの体細胞にある染色体

## X染色体上のL遺伝子とM遺伝子の並びかた

　L遺伝子とM遺伝子は，X染色体の長腕（Xq28）に並んで存在しています．先頭にL遺伝子が1つ，続いてM遺伝子があります[1]．M遺伝子は複数個ある場合がありますが，発現するのは先頭から数えて2つ目の視色素遺伝子まで，つまり正常の並びであれば先頭のL遺伝子1つと，続くM遺伝子1つです．3つ目以降の視色素遺伝子は，表現型（形質として現れたもの）には影響しません．またそれぞれの遺伝子の上流領域には，転写の開始に関与するプロモーターが存在します．

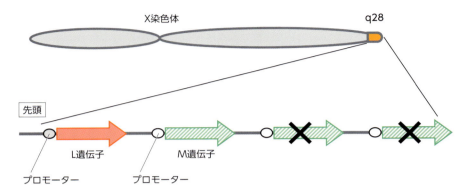

■ 発現するのは先頭から数えて2つの視色素遺伝子だけ

　1つの遺伝子を1つの矢印で示しています．矢印の方向は，その遺伝子が転写されmRNAが作られていく方向を示しています．したがって，矢印の方向とは逆のプロモーターがある側が遺伝子の先頭（上流）になります．

 mRNAとは何ですか？

 mRNA（伝令RNA）は，DNAの塩基配列情報の一部を写し取る「転写」という過程を経てできた一次転写産物が，スプライシング（切断と再結合）の際にイントロンが除去されることで作られます（成熟mRNA）．成熟mRNAに残される部分をエキソンといいます．mRNAはタンパク質合成の情報を伝える役割を担っています．

# L遺伝子とM遺伝子の構造はとても似ている

　L遺伝子とM遺伝子は，それぞれ6個のエキソンからなります．エキソンはmRNAに対応する領域で，一次転写産物から除去されるイントロンという部分に対応する領域で分断されています．L遺伝子とM遺伝子の塩基配列は非常に似ているので，これらから発現するL-錐体オプシンとM-錐体オプシンの違いは，構成している364個のアミノ酸のうちわずか15個のみです．この15個のアミノ酸の違いだけで，オプシンの性質が左右されるのです．

## エキソン5でオプシンのタイプが判定できる

　なかでもエキソン5にオプシンの性質を大きく左右するアミノ酸情報が含まれています．つまり，視色素遺伝子のエキソン5をみれば，その遺伝子から発現するオプシンがL-錐体オプシンかM-錐体オプシンかを判定することができます．一方，エキソン2〜4は吸収特性に少し影響しますが，エキソン1と6は影響しないことがわかっています[2,3]．

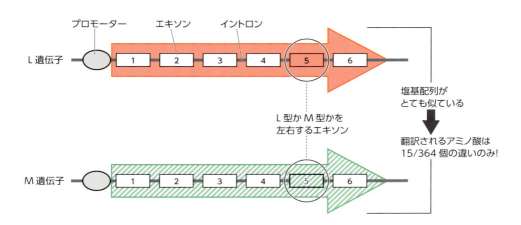

■ エキソン5により発現するオプシンの性質が決定される

**ちょっと休憩！**

### 遺伝子の重複

　色覚の遺伝子において，先頭のL遺伝子に続くM遺伝子の数は1つとは限りません．日本人の正常色覚男性のL遺伝子に続くM遺伝子の数は，1つが43％，2つが41％，3つが6％，4つ以上が9％と報告されています[4]．視色素遺伝子の上流にLCR（locus control region：遺伝子座制御領域）があり，遺伝子の発現が調整されています．先頭から数えて3つ目の遺伝子以遠には発現の機構が及んでいないというわけです．

　M遺伝子の重複については，L遺伝子とM遺伝子の接合部での不等交差が原因であると推察されています．この遺伝子の重複こそが，生物の進化のカギを握っていると考えられています．つまり，重複し発現しない遺伝子に生じた突然変異は，表現型に関与しないのでそのまま保存されていくというわけです[5]．

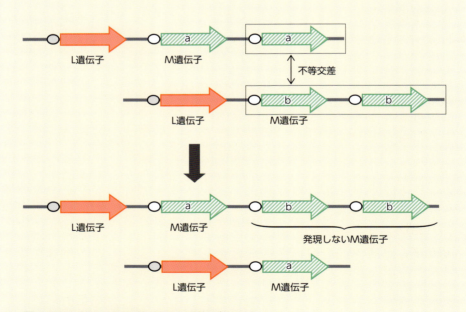

■ 不等交差によりM遺伝子の重複が生じる

#  先天赤緑色覚異常の遺伝子のしくみ

## 色覚異常の原因は遺伝子の欠損

　先天赤緑色覚異常は，L-錐体もしくはM-錐体の欠損で起こります．つまり，それぞれで発現するL遺伝子もしくはM遺伝子の欠損が原因と考えられます．

## 遺伝子の欠損はなぜ起こるのか

　L遺伝子とM遺伝子の塩基配列は非常に似ていることから，不等交差が起こりやすく，その結果，L遺伝子やM遺伝子の欠損が生じます．

### 不等交差

　そもそも"交差"とは，一つの生殖細胞のなかにある父親由来の染色体と母親由来の染色体のうち，同じ遺伝子をもっている染色体の間で起こります．精子や卵をつくる「減数分裂」のときに，父親由来の遺伝子と母親由来の遺伝子が乗り換えを起こすのです．その際にアンバランスな乗り換えのため，遺伝子の多重部分と欠失部分をもつ染色体がそれぞれ生じることを不等交差と呼びます．

　L遺伝子とM遺伝子はそれぞれ，X染色体に存在します．ヒトの性染色体は，女性が〔XX〕，男性が〔XY〕なので，女性は母親由来のX染色体と父親由来のX染色体の2本をもつことになります．そのため，L遺伝子とM遺伝子が関係する不等交差は，女性の性染色体上（2本のX染色体）で起こります．男性の性染色体は，X染色体もY染色体も1本ずつしかありませんので，L遺伝子とM遺伝子

が関係する不等交差は起こりません．

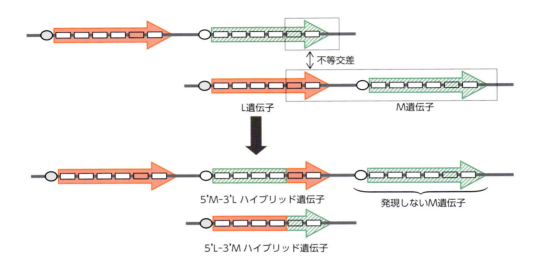

## ハイブリッド遺伝子

　このように，正しくない位置で交差が起こった場合，前部分がM遺伝子型で後ろ部分がL遺伝子型の視色素遺伝子と，前部分がL遺伝子型で後ろ部分がM遺伝子型の視色素遺伝子ができます．これらをハイブリッド遺伝子といいます．

　ハイブリッド遺伝子から発現するオプシンのタイプも，前述のようにエキソン5によって決まります．たとえばエキソン2から4までL遺伝子型で，エキソン5がM遺伝子型であれば，M-錐体オプシンを発現します[2,3]．

　ハイブリッド遺伝子からは，オリジナルと少しだけ性質の異なるオプシンが発現し，L-錐体類似のL'-錐体もしくはM-錐体類似のM'-錐体となります．そして，それぞれに対応する遺伝子をL'遺伝子，M'遺伝子ともいいます．

　上の図で不等交差の結果できた配列を例に考えてみます．上の配列は先頭にL遺伝子，2番目にM/Lハイブリッド遺伝子があります．M/Lハイブリッド遺伝子のエキソン5はL遺伝子型なのでL'-錐体オプシンを発現します．そのため，

結局この配列はM-錐体オプシン（M-錐体）の欠損となります．この遺伝子配列では，L-錐体，L'-錐体，S-錐体をもつことになり，先天赤緑色覚異常の分類では2型3色覚となります．

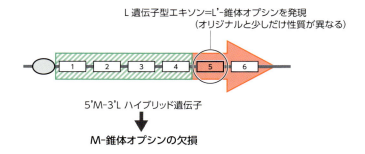

前ページ図の下の配列はL/Mハイブリッド遺伝子を1つだけもちます．この遺伝子配列からはM'-錐体オプシンのみ発現し，その結果L-錐体オプシン（L-錐体）が欠損します．この遺伝子配列では，M'-錐体，S-錐体をもつことになり，先天赤緑色覚異常の分類では1型2色覚となります．

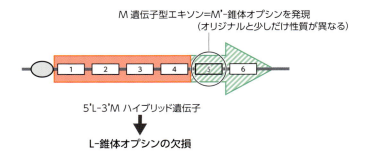

例を挙げた遺伝子の話で少し複雑になりましたが，錐体と遺伝子を対応させて先天赤緑色覚異常のX染色体上での遺伝子配列を整理して考えてみましょう．

# 先天赤緑色覚異常の遺伝子配列パターン

## 1型色覚

　まず，1型色覚の場合はL-錐体を欠損しています．1型2色覚はM-錐体とS-錐体をもつので，X染色体上ではM遺伝子のみをもっています（S遺伝子は第7染色体）．

　M遺伝子が1つしかない場合は，M-錐体が1種類しか発現しませんから2色覚です．たとえばM'遺伝子1つだけをもっていても同様です．先にも述べたように，X染色体上の視色素遺伝子は先頭から2つまでが発現します．もし，重複により2つのM遺伝子をもっている場合は，M遺伝子が2つとも発現することになります．この2つのM遺伝子がまったく同じ性質のM-錐体オプシンを発現するなら，1種類のM-錐体をもつのと同じなので2色覚となります．ところが，M遺伝子とM'遺伝子をもつ場合は，M-錐体とM'-錐体の2種類が発現し異常3色覚となります．

**1型2色覚の遺伝子配列**

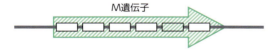

もしくは

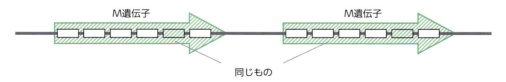

**1型3色覚の遺伝子配列**

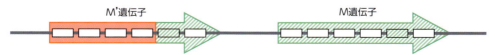

### 2型色覚

2型色覚も同じ考えかたで下の図のようになります．

**2型2色覚の遺伝子配列**

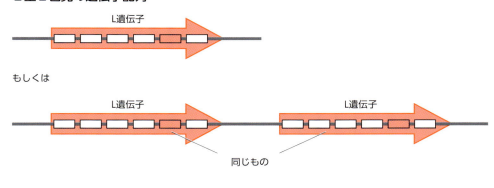

**2型3色覚の遺伝子配列**

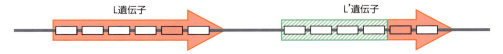

## 原因は遺伝子の欠損ばかりではない

　日本人の先天赤緑色覚異常の遺伝子解析において，表現型と遺伝子型が必ずしも一致しないことがわかってきました．表現型が2色覚で遺伝子型が異常3色覚のものや，表現型が異常3色覚で遺伝子型が2色覚のものが存在するということです．これらは，心理物理学的検査である色覚検査の限界が生み出した結果かもしれません．

## 不等交差が関連しない色覚異常

その他にも，正常な遺伝子配列，つまりL遺伝子もM遺伝子もX染色体上に存在するにもかかわらず先天赤緑色覚異常であるものが，異常者全体の10数％を占めていることもわかりました[6]．これらは従来から考えられてきた，"色覚異常の原因が不等交差によって生じた遺伝子欠損"というものでは説明がつきません．

**遺伝子内の変異や塩基置換**
そこで，正常遺伝子型の視色素遺伝子のさらなる解析を行ったところ，L遺伝子やM遺伝子のエキソン内のミスセンス変異（アミノ酸が置き換わる変異）やナンセンス変異（アミノ酸のコードが終止コドンに変化する変異）が見つかり，それらがL-錐体オプシンもしくはM-錐体オプシンの発現障害を引き起こしていました[6〜8]．

さらに1型色覚では，L遺伝子内の特定の多型の組み合わせがスプライシング（mRNAが合成される過程でイントロンが取り除かれること）の異常を引き起こすこと[9]，イントロン内やプロモーター内の塩基置換がL-錐体オプシンの発現障害を引き起こすこと[10]がわかっています．また2型色覚では，後続遺伝子のプロモーター内の塩基置換がプロモーター活性の低下をきたしていることが判明しました[11]．

Asn94Lys（AA**C** → AA**A**） ………M-錐体オプシンが吸収スペクトルをもたない
94番目のアスパラギンがリシンへ置換

Gly338Glu（G**G**G → G**A**G） ……L-錐体オプシンが吸収スペクトルをもたない
338番目のグリシンがグルタミン酸へ置換

Arg330Gln（C**G**A → C**A**A） ……M-錐体オプシンが低吸収スペクトルとなる
330番目のアルギニンがグルタミンへ置換

■ **ミスセンス変異の例**（文献6を参照して作成）

#  遺伝から考える発症頻度

## 遺伝子の組み合わせとさまざまな表現型

### 保因者は女性のみ

　先天赤緑色覚異常はX連鎖性の遺伝性疾患です．そのため，保因者となりうるのは女性のみです．発症頻度は男性の約5％（20人に1人），女性の約0.2％（500人に1人）と考えられています．男性の頻度から考えると保因者は女性の約10％（10人に1人）となります．保因者は片方のX染色体上に色覚異常の遺伝子がありますが，もう一方のX染色体上にある正常遺伝子が発現することで足りない部分は補われるので，色覚異常にはなりません．

### 「親類に色覚異常者はいない」

　遺伝を考えてみると，父親と母親のもつ遺伝子の組み合わせにより，その子どもにさまざまな表現型を引き起こします．

　次ページの図にまとめた遺伝の組み合わせの確率から考えると，父親が正常色覚で母親が保因者というパターンが最も多いということになります．外来で「親戚中探してみても，今まで色覚異常の人は1人もいない」と言う患者さんや保護者もたくさんいます．しかし，保因者で遺伝子が伝わってきた場合は表現型には出てきませんので，"色覚異常者はいない"ということになります．

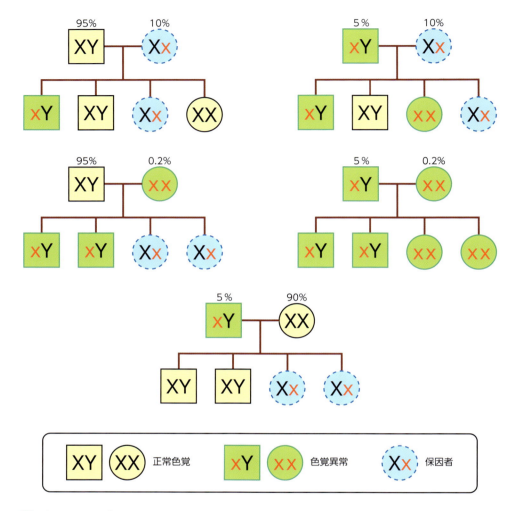

遺伝のさまざまな組み合わせ

# 1250人に1人の複合保因者

　母親が色覚異常の遺伝子を2種類もつ，つまり片方のX染色体には1型色覚の遺伝子，他方のX染色体には2型色覚の遺伝子をもっていた場合，お互いの遺伝子の情報が補い合うことで表現型は正常です．このような保因者を複合保因者と

いいます．複合保因者の頻度は約0.08％（1250人に1人）です．母親が複合保因者の場合，兄弟同士の色覚異常の型が異なることは理論上ありうるのです．

> **ちょっと休憩！**
>
> **保因者の色覚は？**
>
> 　保因者は正常色覚であるとお話ししましたが，本当にそうでしょうか？　女性の場合，X染色体上の遺伝子情報がモザイク状に発現すると考えられています．ある錐体は正常，ある錐体は異常というように遺伝子の発現パターンが異なるわけです．ということは，少なからず何らかの方法で保因者を検出できるのではないかと今までさまざまな研究がなされてきました[12〜16]．石原色覚検査表でも保因者は正常範囲内の誤読がみられることがあり，微度色覚異常者と保因者の判別は困難と思われます．

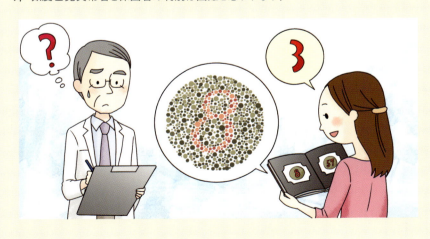

【文献】

1) Nathans J, Thomas D, Hogness DS : Molecular genetics of human color vision: the genes encoding blue, green, and red pigments. Science 232 : 193-202, 1986
2) Merbs SL, Nathans J : Absorption spectra of the hybrid pigments responsible for anomalous color vision. Science 258 : 464-466, 1992
3) Asenjo AB, Rim J, Oprian DD : Molecular determinants of human red/green color discrimination. Neuron 12 : 1131-1138, 1994
4) Hayashi S, Ueyama H, Tanabe S, et al : Number and variations of the red and green visual pigment genes in Japanese men with normal color vision. Jpn J Ophthalmol 45 : 60-67, 2001
5) Ohno S : Gene duplication, mutation load, and mammalian genetic regulatory systems. J Med Genet 9 : 254-263, 1972
6) Ueyama H, Kuwayama S, Imai H, et al : Novel missense mutations in red/green opsin genes in congenital color-vision deficiencies. Biochem Biophys Res Commun 294 : 205-209, 2002
7) Ostrer H, Kazmi MA : Mutation of a conserved proline disrupts the retinal-binding pocket of the X-linked cone opsins. Mol Vis 3 : 16, 1997
8) Ueyama H, Kuwayama S, Imai H, et al : Analysis of L-cone/M-cone visual pigment gene arrays in Japanese males with protan color-vision deficiency. Vision Res 44 : 2241-2252, 2004
9) Ueyama H, Muraki-Oda S, Yamade S, et al : Unique haplotype in exon 3 of cone opsin mRNA affects splicing of its precursor, leading to congenital color vision defect. Biochem Biophys Res Commun 424 : 152-157, 2012
10) Muraki S, Ueyama H, Tanabe S, et al : Novel mutations in the L visual pigment gene found in Japanese men with protan color-vision defect having a normal order L/M gene array. Ophthalmic Genet 37 : 471-472, 2016
11) Ueyama H, Li YH, Fu GL, et al : An A-71C substitution in a green gene at the second position in the red/green visual-pigment gene array is associated with deutan color-vision deficiency. Proc Natl Acad Sci 100 : 3357-3362, 2003
12) 馬嶋昭生：先天性色覚異常における遺伝的保因者の色覚に関する研究（第6報）―色覚異常検査用色彩計による視感度測定―．日眼会誌 75：1475-1482，1971
13) 深見嘉一郎，池田光男，浦久保光男：Color Flicker Vision Testerによる色覚検査．臨眼 25：1709-1713，1971
14) 安間哲史，市川　宏，市川一夫，他：先天赤緑色覚異常の遺伝的保因者に関する研究 第4報 保因者の検出について．日眼会誌85：381-384，1981
15) 山出新一：フリッカー法によるレーレー均等の検討（4）色順応効果と保因者の成績について．日眼会誌 87：1192-1198，1983
16) 仲里博彦，河崎一夫，米村大蔵，他：第1または第2色覚異常の保因者の他覚的検出．日眼会誌89：548-555，1985

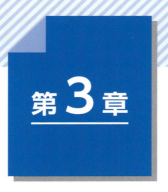

# 第3章

# 色覚検査の進めかたと判定ポイント

先天色覚異常は，色覚検査で診断できます．ただし，各検査の目的を正しく把握していないと間違った診断を下してしまうことがあります．検査中の被検者の態度などでも，読み取れることがたくさんあります．色覚が苦手だと思っている医師・視能訓練士こそ，一度実際に患者さん相手に検査をしてみてください．

## 01 色覚検査の種類

## 物体色を利用した検査

物体色を利用した検査には，仮性同色表と色相配列検査があります．

### 仮性同色表

仮性同色表は，先天色覚異常者には区別しにくい色の組み合わせを利用して数字などを判読する検査法です．代表的なものでは，石原色覚検査表，標準色覚検査表，東京医科大学式色覚検査表があります．現在入手可能なものは，石原色覚検査表と標準色覚検査表です．

### 色相配列検査

色相配列検査としては，パネルD-15テストや100 hueテストがよく知られています．異なった色相の色票を似た色から順番に並べていく検査法です．先天色覚異常の検査には，主にパネルD-15テストを用います．

## 光源色を利用した検査

光源色（色光）を利用した検査には，ランタンテストとアノマロスコープがあります．ランタンテストは，軽度の異常の判別に用いられますが現在製造されておらず，あらたに入手するのは困難です．

# 02 物体色を利用した検査の進めかたと注意点

## 照明に注意しましょう

　物体色は反射光によって作られます．したがって，照明の条件によって色の見えかたが左右されます．その物の本来の色は自然光の下で見た色だと考えると，北向きの窓から入る昼間の自然光が推奨されます．しかし，いつも同じ条件を得るのは難しいので，昼光色や昼白色の蛍光灯の下で検査を行いましょう．厳密な検査に使用する，平均的な昼光を再現した色比較・検査用D65蛍光灯がありますが，通常の検診であれば昼光色や昼白色の蛍光灯で十分です．

　照度は各検査表に基準が記載されていますが，極端に暗くなく，また検査表がまぶしいくらい明るくなければ，診断が大きく変わることはありません．ただし，天井照明だけでは不十分な場合があり，手元の照明が望ましいです．色覚異常者は暗いところでは色を間違いやすくなるため，照度が不十分な環境での検査，特にパネルD-15テストを用いた程度判定には注意が必要です．

## 淡々と進めましょう

　色覚異常の自覚がある被検者は，自分の苦手なことを検査されることで非常に緊張しています．検者は被検者の回答にその都度反応せず，淡々と検査を進めてください．「色覚異常の人にはわかりにくいように検査表が作られているので，わからなくても大丈夫ですよ」とわからないことのストレスを軽減するためにあらかじめ声かけしておくのもよいでしょう．

## 変色に注意しましょう

　検査表や色票を直接手で触れると変色の恐れがあります．触る場合は手袋をしてもらうか，未使用の筆を用いてなぞるようにしてもらいましょう．退色を防ぐため，使用しないときは閉じて暗いところに保管するようにしましょう．定期的に新しいものと取り替えることも必要です（5年ごとが推奨）．

### 仮性同色表の提示時間を守るべきでしょうか？

　1つの表の提示時間は，石原色覚検査表で数字表は3秒以内，曲線表は10秒以内としています．標準色覚検査表でも，提示時間は3秒以内としています．正常色覚者の場合は，おそらく表を提示すれば3秒どころか瞬時に答えられるはずです．ただし，色覚異常のある被検者は，色覚異常者には読めない表も一生懸命読み取ろうとします．読み取ろうとしているのに次々と表をめくっていくことは，被検者に強い精神的ストレスをかけてしまう行為です．仮性同色表の提示時間の短縮を行ったところ，正常色覚者の1〜2％に誤読を示すことがある一方，通常の2〜3秒の提示時間で見逃される可能性のあるごく軽度の色覚異常をふるい分けることができたと報告されています[1]．つまり，提示時間は検査結果に影響を与える因子といえます．筆者自身は提示時間にあまりこだわることなく，被検者にストレスを感じさせない程度に検査を進めていくのがよいと考えます．被検者が3秒以上時間をかけてやっと正読した場合は，ごく軽度の色覚異常を示唆しているともいえます．

# 03 仮性同色表 石原色覚検査表

　さまざまな表数のものがあります．それぞれで，表の構成や判定基準が異なります．

## どのような構成か

　石原色覚検査表は，検出表と分類表からなります．検出表は異常の検出を目的とした表，分類表は型判定を目的とした表です．それぞれ含まれる表数が異なる，国際版38表，24表，コンサイス版14表があります．現在は改訂により『石原色覚検査表Ⅱ』となり，環状表が入るなど構成が異なっています．環状表は購入時にはすべて正読の切痕部が上になっているので，向きを変えておくようにします．学校検診では，石原色覚検査表Ⅱ コンサイス版14表が推奨されています．

■ 石原色覚検査表の構成

| | | 数字表 | | 曲線表 | | 環状表 |
|---|---|---|---|---|---|---|
| | | 検出表 | 分類表 | 検出表 | 分類表 | 検出表 |
| 石原色覚検査表 | 国際版38表 | 21 | 4 | 11 | 2 | — |
| 石原色覚検査表Ⅱ | 国際版38表 | 15 | 4 | 10 | 2 | 7 |
| | 24表 | 15 | 2 | — | — | 7 |
| | コンサイス版14表 | 8 | 2 | — | — | 4 |

数字は表数．Ⅱシリーズでは環状表が含まれる．

# 検出表

　色覚異常の有無にかかわらず誰にでも読めるデモンストレーション表，正常者に読めて異常者に読めない表，正常者と異常者の読みかたが異なる表，異常者に読めて正常者には読めない表があります．主に数字表で構成されますが，数字表のほかに曲線表，環状表があります．曲線表は数字が読めない場合（幼児など）に用います．曲線表にも検出や型判定を目的としたものがありますが，その結果は参考程度にとどめ，数字表が判読可能になれば再検査が望ましいです．2013年に改訂された『石原色覚検査表Ⅱ』では環状表が含まれており，幼児では環状表だけで判定できるとしています．しかしいずれにしろ，最終判定は数字表が読めるようになってからがよいでしょう．

　滋賀医科大学色覚外来で先天色覚異常者775名に行った国際版38表での検出率は99.2％であり，検出の精度は高いと考えます．つまり，スクリーニングとして用いるのには適した検査表といえます．ただし，検出できるのは1型色覚と2型色覚で，3型色覚は検出できません．

■ 検出表

## 数字表

●異常者には読めない表

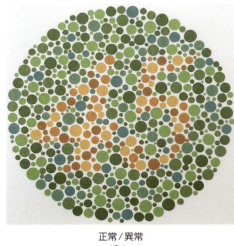

正常／異常
45／—

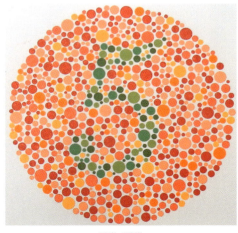

正常／異常
5／—

# 色覚検査の進めかたと判定ポイント 第3章

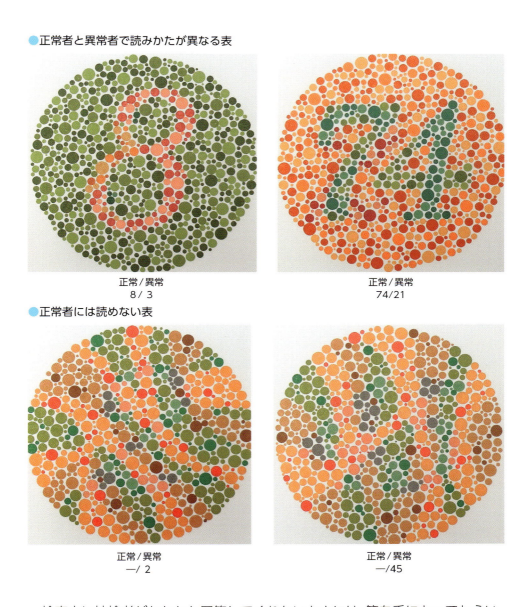

●正常者と異常者で読みかたが異なる表

正常/異常
8/3

正常/異常
74/21

●正常者には読めない表

正常/異常
—/2

正常/異常
—/45

　検査中に被検者がなかなか回答してくれないときには，筆を手にとってもらい，「何かありそうな場所をなぞってみてください」と声かけします．実際に筆でなぞってもらうと，数字が浮かび上がってくることがあります．自信がないためなかなか声に出してくれない被検者の場合に有効です．筆でなぞった場所が数字にならない場合も気にせず，淡々と次の表に進んでください．

## ■ 検出表（つづき）
### 曲線表

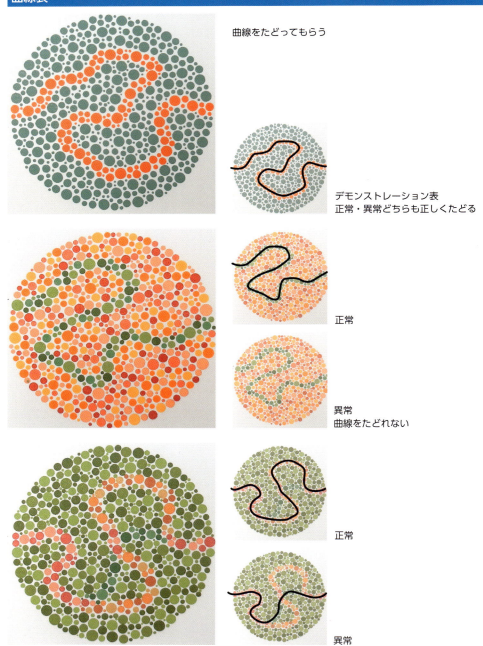

曲線をたどってもらう

デモンストレーション表
正常・異常どちらも正しくたどる

正常

異常
曲線をたどれない

正常

異常

# 色覚検査の進めかたと判定ポイント 第3章

## 環状表

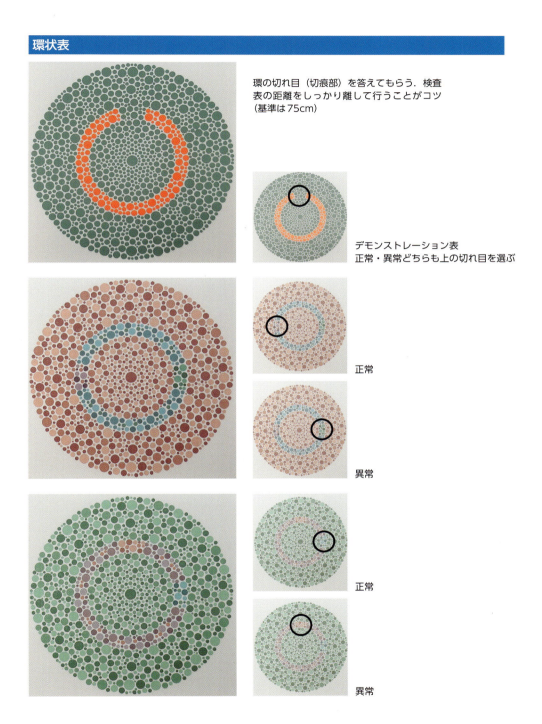

環の切れ目（切痕部）を答えてもらう．検査表の距離をしっかり離して行うことがコツ（基準は75cm）

デモンストレーション表
正常・異常どちらも上の切れ目を選ぶ

正常

異常

正常

異常

45

## 🔷 デモンストレーション表の考えかた

　デモンストレーション表は，視力が0.1以上であれば正常者でも異常者でも読めるようになっています．デモンストレーション表がまったく読めない場合は，視力が悪いか詐病を疑います．

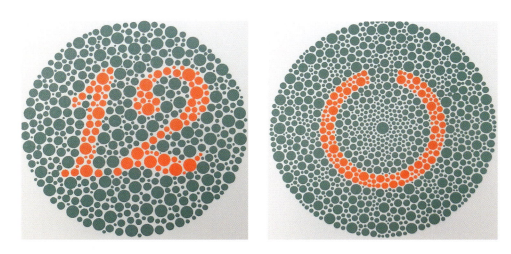

■ デモンストレーション表

## 🔷 異常の判定方法

　検出表の誤読数で判定します．正常色覚でも，一身に集中して見ることによって正常者には読めない表でも数字などが見えることがあります．数字表の誤読は小児などでもしばしば起こるので，誤読数が少ない場合（38表・24表で4表以下の誤読，14表で1表以下の誤読）は正常と判定します．また，正常者の読みかたでもなく異常者の読みかたでもない答えが得られることがあります．このように，非典型的な読みをする場合は少なくありません．とにかく正読しない場合は，誤読とみなして判定してください．なかにはまったく読めないこともありま

すが，淡々と検査を進めてください．

　異常の判定は，38表・24表で誤読 8 表以上，14表で誤読 4 表以上の場合です．38表・24表で誤読が 5 ～ 7 表，14表で 2 ～ 3 表の場合は疑いとみなします．ただし，誤読数が少なくても，判読するのに時間がかかったり異常者特有のパターンで誤読している場合は，色覚異常を疑ってください．

　環状表を含む検査表は，必ず数字表と環状表の両方を行い，誤読の総数を判定に用います．

 **判定のポイント！** 石原色覚検査表［検出表］

- ▶ デモンストレーション表がまったく読めない被検者は，視力が悪いか，詐病の可能性がある．
- ▶ 誤読数が少ない場合（38表・24表で 4 表以下，14表で 1 表以下）は，正常と判定．
- ▶ 応答に時間がかかる，あるいは異常者特有のパターンでの誤読は，誤読数が少なくても色覚異常を疑う．
- ▶ どのような読みかたでも，正読しない場合は誤読とみなす．
- ▶ 数字表のみの結果で判定を行わず，必ず環状表も実施して誤読の総数を判定に用いる．
- ▶ 3 型色覚は検出できない．

# Q 正常色覚者に石原色覚検査表の環状表は難しい？

A 環状表は，正常色覚者にはしばしば難しいことがあります．環状表では，切痕部を答えてもらう形式になっています．異常者と正常者では異なる場所を答えるようにできていますが，正常色覚者から見ると，環状表の2ヵ所の色が異なって見えてしまいます．

被検者が迷う場合は，より色が異なって見えるほうを答えるように説明しますが，幼少の場合はより判定が困難になります．回答に迷う傾向は，検査表を近くで見るほど生じます．検査表の基準である検査距離75cmにすると，このような迷いは生じにくくなります．特に学校検診の場など多くの正常色覚者への検査を行う場合は，検査表の距離をしっかり離して行うことをお勧めします．なお，色覚異常者は検査表の距離にかかわらず切痕部を迷うことはありません．

## 分類表

2桁の数字の左右どちらを読むか集計し，多いほうで型判定を行います（正常者は2桁の数字を両方とも読むことができます）．しかし，異常者のなかには2桁ともすべて読む場合や，2桁ともまったく読めない場合があり，その場合は判定不能となります．曲線表では，どちらの曲線をたどるかで判定します．

滋賀医科大学色覚外来で，先天色覚異常者775名に国際版38表を用いて行った型判定とアノマロスコープの型判定の一致率は，81.7％でした．アノマロス

色覚検査の進めかたと判定ポイント　第3章

コープの型判定は正確なので，約20％は誤った型判定がなされたということを示しています．そのため，石原色覚検査表を用いた型判定の信頼性は低いと考えたほうがよいでしょう．

### 🟩 分類表

**数字表**

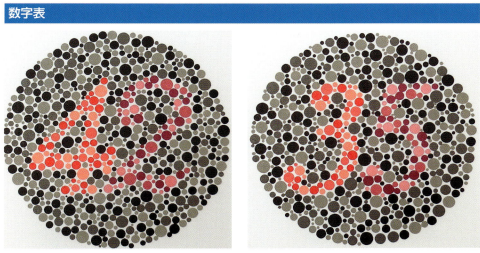

右の数字を読めば1型色覚
左の数字を読めば2型色覚

**曲線表**

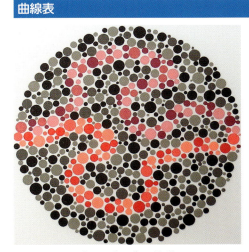

上をたどれば1型色覚
下をたどれば2型色覚

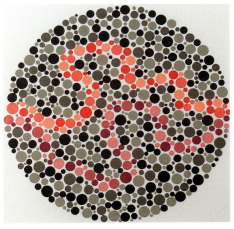

下をたどれば1型色覚
上をたどれば2型色覚

**判定のポイント！** 石原色覚検査表［分類表］

- ▶ より紫に近い色味を多く選択すれば1型色覚．
- ▶ より橙に近い色味を多く選択すれば2型色覚．
- ▶ 型判定の信頼性は低い（20％の誤判定）．

 石原色覚検査表は，数字表だけで判定してはいけないの？

 『石原色覚検査表Ⅱ』では検査基準として，数字表と環状表の両方を行い誤読の総数で異常を判定します．数字表の誤読数だけでは異常と判定できない場合も，環状表の誤読数を合計すると異常とみなすことができます．環状表は数字表と異なり，図形が単純なために返答に迷わない色覚異常者が多く，その分，誤読が得られやすい傾向にあります．見落としがないようにするためにも，両方用いましょう．

# 04 標準色覚検査表（SPP）

仮性同色表

標準色覚検査表（Standard Pseudoisochromatic Plates：SPP）には第1部 先天異常用，第2部 後天異常用，第3部 検診用があり，遺伝性疾患である先天赤緑色覚異常の検査には第1部を用います．

## 第1部 先天異常用はどのような構成か

デモンストレーション表4表，検出表10表，分類表5表，巻末の参考図形からなります．ただし，2017年に刊行された新版には巻末の参考図形は掲載されていません．標準色覚検査表は，主に2桁のデジタル数字で表示されています．

### デモンストレーション表

デモンストレーション表は数字の形と配置を被検者に説明・理解させるためのもので，左もしくは右に1字しかない表が含まれています．また，デモンストレーション表No.1の表が読めない場合は，詐病を疑います．No.2，No.3の表が読めない場合は，全色盲，3型色覚，後天異常の疑いがあります．

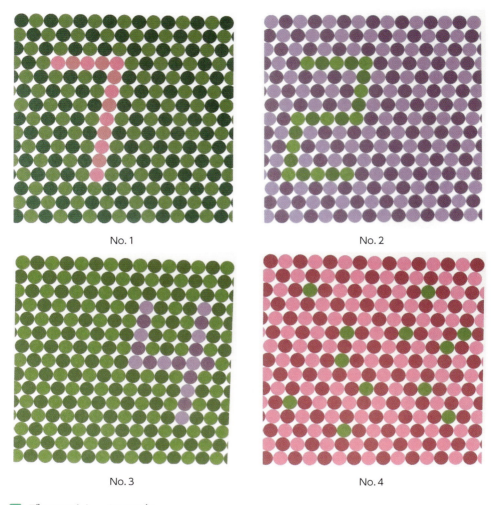

■ デモンストレーション表

## 巻末の参考図形

　旧版の標準色覚検査表には，巻末に白黒で示された検査表があります．標準色覚検査表の数字はデジタル表示なので，慣れていない場合はそれだけで読みにく

いことがあります．被検者が幼少であるときには，まず最初にこの表を読ませて，検査可能かどうかの判定や，被検者を検査に慣れさせることができます．

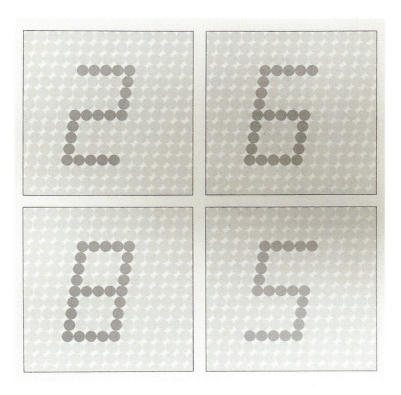

■ 参考図形

## 検出表

　正常者にしか読めない表，正常者と異常者で読みかたが異なる表があります．ただし，正常者にしか読めない表は少なく，異常者に心理的なプレッシャーを与えない検査表といえます．

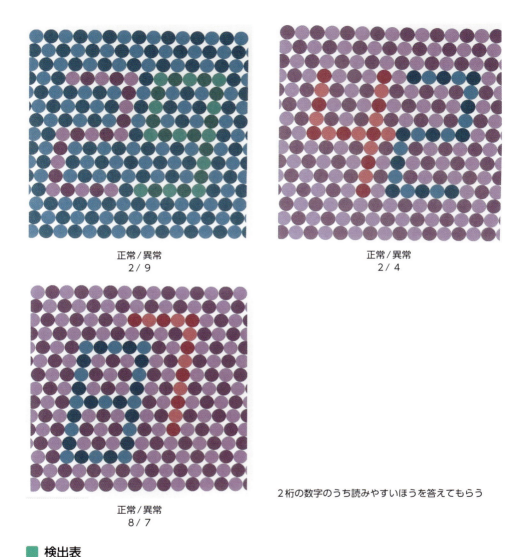

■ 検出表

　滋賀医科大学色覚外来で先天色覚異常者773名に行った標準色覚検査表での検出率は99.0％であり，検出の精度は高いと考えます．つまり，スクリーニングとして用いるのには適した検査表といえます．

## 異常の判定方法

専用の記録用紙を用いて，読めた数字に丸を付けていきます．2桁の数字を両方とも読めた場合は，どちらがより見やすいかを聞き，答えた数字に丸を付けます．被検者が「見やすさに差はない」と回答する場合は，検査の判定法として明記されていませんが，筆者は両方の数字に丸を付け，正答とみなしています．検出表10表のうち，正常の回答が8表以上なら正常色覚とします．

表によっては予想外の回答を得ることがあります．多いのは，表No.10で正答の4のみを答えるパターンですが，淡々と検査を進めましょう．

### 色覚検査が可能な年齢は？

個人差はありますが，おおよそ5歳から色覚検査は可能です．小児の場合は集中力を持続することが困難で，信頼に足る結果を導くのがしばしば難しいことがあります．学童に対して石原色覚検査表を行ったところ，正常者でも低学年ほど誤読数が多くみられる傾向にあるという報告[2]や，パネルD-15テストは6歳以上で検査可能としながらも6歳では高率にminor errorsがみられるという報告[3]があります．いずれにしろ診断に迷う場合は，小学校の中高学年以降で再検査することが望ましいでしょう．

## 分類表

2桁の数字のうち，どちらを読むかで型判定を行います．5表あるうちどちらを答えるか集計し，多いほうで決定します．表No.16と表No.18をまったく読めない非典型パターンの回答を得る場合がありますが，淡々と検査を進めてください．

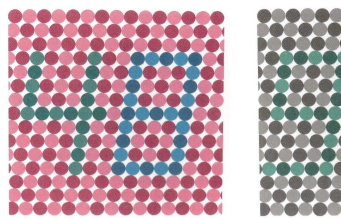

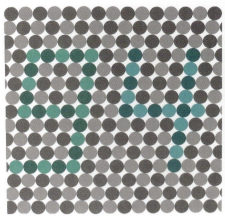

左の数字を読めば1型色覚
右の数字を読めば2型色覚

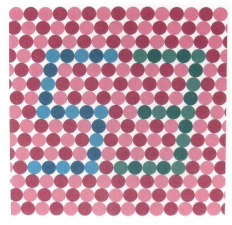

右の数字を読めば1型色覚
左の数字を読めば2型色覚

2桁の数字のうち，どちらの数字を多く読むかで型判定を行う

🟢 分類表

色覚検査の進めかたと判定ポイント　第3章

　滋賀医科大学色覚外来で先天色覚異常者773名に標準色覚検査表 第1部を用いて行った型判定とアノマロスコープの型判定の一致率は95.9％で，型判定の精度も優れているといえます．ただし，100％ではないのでこの検査表だけで確定することはできません．

 **判定のポイント！** 標準色覚検査表

- ▶ デモンストレーション表No.1の表が読めない場合は，詐病の疑いがある．
- ▶ デモンストレーション表No.2・No.3の表が読めない場合は，全色盲・3型色覚・後天異常の疑いがある．
- ▶ 幼少の被検者は，参考図形を読ませて検査可能か判定する（ただし，旧版を使用する場合）．
- ▶ どちらの数字も読める場合は，より見やすい数字をたずねて採用する．
- ▶ 分類表で，より緑に近い色味を多く読めば1型色覚，より青に近い色味を多く読めば2型色覚．
- ▶ 検出・型判定の精度は高い．ただし，型の確定はできない（4％の誤判定）．

# 05 仮性同色表 東京医科大学式色覚検査表（TMC表）

　退色性を少なくするように加工した顔料を用いた色紙で制作しているため，印刷ムラの心配はなく，そのため個々の検査表間に精度の違いがないとされています．ただし，現在は製造中止となっているため入手できません．

## どのような構成か

　検出表6表（1型および2型色覚の検出表Ⅰが5表と，3型色覚の検出表Ⅱが1表），分類表3表，程度表3表からなります．3型色覚を検出できる表と程度表が含まれることが，ほかの検査表と異なる点です．

## 検出表

　検出表Ⅰを読むことができる先天赤緑色覚異常者は，非常に少ないです．そのため，異常の検出に非常に鋭敏な検査表ともいえます．検出表Ⅰはまったく判読できない場合が多いので，筆者は検査前に，「この検査は難しいですからわからなくても気にしないでください」と声かけをしています．また，3型色覚の検出表Ⅱは1型色覚や2型色覚にとってはデモンストレーション表の役割ももちます．そのような意味で，まず最初に3型色覚の検出表Ⅱを判読すると検査がスムーズに進められます．

　滋賀医科大学色覚外来で先天色覚異常者718名に行った東京医科大学式色覚検査表での検出率は99.2％でした．ほかの検査表と同様に検出に有用だといえます．

# 色覚検査の進めかたと判定ポイント 第3章

### 検出表Ⅰ

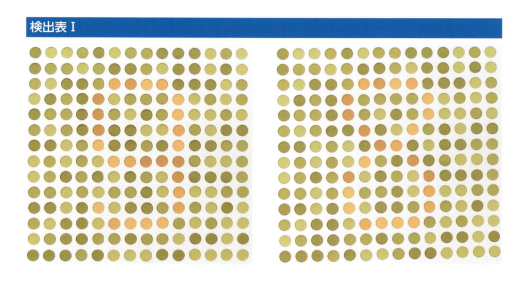

### 検出表Ⅱ（3型色覚用）

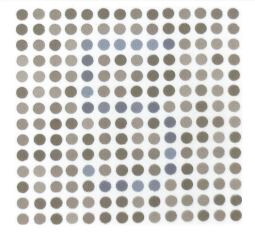

🟢 検出表

# 分類表

　2桁の数字が書いてある検査表が3表あり，どちらを読めたかで1型色覚もしくは2型色覚の型判定を行います．2桁は同じ数字なので，答えた数字が左右どちらにあるかをたずねてください．1桁の数字を答えた場合，筆者はどこにあるか筆で示してもらいます．間違った数字であっても，どこにあるか示してもらうことで大まかな判定のヒントになります．どちらを読むか集計し，多いほうで判定します．

　滋賀医科大学色覚外来で先天色覚異常者718名に東京医科大学式色覚検査表を用いて行った型判定とアノマロスコープの型判定の一致率は87.5％でした．10名中1名以上は異なった判定となるので，精度が高いとはいえません．

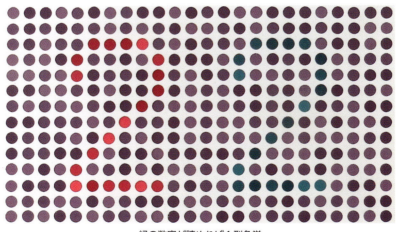

緑の数字が読めれば1型色覚
赤の数字が読めれば2型色覚

■ 分類表

色覚検査の進めかたと判定ポイント　第3章

# 程度表

　2桁の数字が書いてある検査表が3表あり，2桁とも読める，1桁しか読めない，両方とも読めない検査表がそれぞれ3表中何表あったかで程度判定を行います．2桁とも読める表が2表以上あれば第1度（弱度），1桁しか読めない表が2表以上あれば第2度(中等度)，両方とも読めない表が2表以上あれば第3度(強度）と判定します．

　滋賀医科大学色覚外来で程度判定を行った578名で，第1度（弱度）と判定したもののうち98.8％は異常3色覚，第3度（強度）と判定したもののうち83.8％は2色覚でした．このことより，程度判定は参考にできる精度が見込めると思われます．ただし，異常3色覚，2色覚の確定はできません．

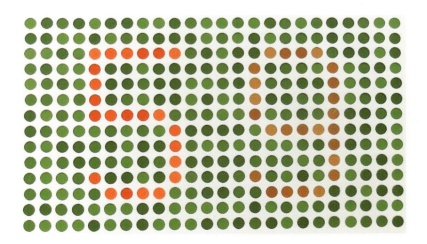

■ 程度表

**判定のポイント！** 東京医科大学式色覚検査表

- ▶ 検出表Ⅰを読める先天赤緑色覚異常者はまれ．
- ▶ 3型色覚が検出できる．また，3型色覚の検出表Ⅱは1型色覚・2型色覚のデモンストレーション表として利用できる．
- ▶ 分類表は同じ数字のため，左右どちらに数字があるかをたずねて判定する．より緑に近い色味を多く読めば1型色覚，より赤に近い色味を多く読めば2型色覚．
- ▶ 程度表では，
  - 2桁とも読める…2表以上 → 第1度（弱度）
  - 1桁しか読めない…2表以上 → 第2度（中等度）
  - 両方読めない…2表以上 → 第3度（強度）
  
  と判定．
- ▶ 検出では有用だが，型判定の精度は落ちる（12％の誤判定）．程度判定はある程度参考になる．

# 第3章 色覚検査の進めかたと判定ポイント

**ちょっと休憩！**

### 心因性視覚障害に要注意！

　学校検診の色覚検査で異常を指摘されるなかに，心因性視覚障害が含まれていることがあります．誤読数はさまざまですが，誤読の仕方がでたらめな印象があります．パネルD-15テストでも横断線の方向が一定しません．このように非典型的な応答が得られる場合は，心因性視覚障害もしくは何らかの器質的疾患を疑います．視力障害を合併し，レンズ打消し法に反応する場合は心因性視覚障害と診断できます．さらに，心因性が多く色覚異常は少ないとされる女児であれば，より心因性視覚障害を疑うことになります．アノマロスコープで正常色覚かを確認するのもよいでしょう．学校検診の視力検査のなかに心因性が含まれるのと同じで，今後色覚検査が広く行われるようになると，心因性の色覚異常も増えると思われます．

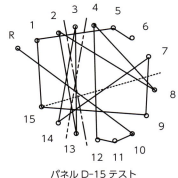

■ 心因性色覚異常の例（9歳，女児）
石原色覚検査表の第1表（デモンストレーション表）も誤読している．

## 06 色相配列検査 パネルD-15テスト

## どのような構成か

　パネルD-15テスト（Farnsworth Panel D-15 Test）は，基準色票である固定色票と15個の動かせる色票からなります．それぞれの色票の裏には数字が書いてあります．

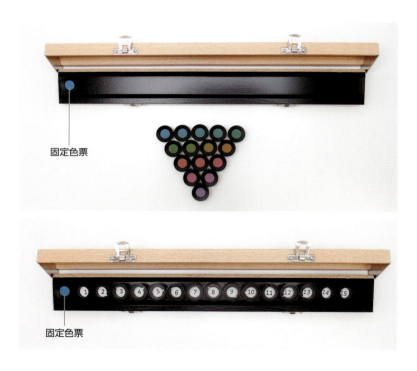

## 検査の方法

　色票をケースから取り出す際は，箱を裏返して行います．このとき，色票の裏の数字が被検者から見えないように注意してください．もし裏返って数字が見えている色票があっても，箱で隠して表に向けてから被検者に見せてください．色票は手掛かりがありませんので，被検者の目の前でランダムに混ぜても構いません．

　被検者には，1つ前の色票に最も似た色の色票が次にくるように順番に並べてもらいます．素手で色票を触ると変色の原因になるので，手袋をしてもらうか，筆で指し示してもらった色票を検者が箱に並べていきます．ひと通り並べ終えた後，色票を裏返して裏の数字の順に記録用紙の数字を線でつなげていきます．この線のパターンで，さまざまなことが読み取れます．

## 検査の原理

　15個の色票は，色度図上で固定色票に続いて1から15まで円形に分布するように作られています．つまり，隣の番号同士の色票が近いところに分布しているため，正常色覚であれば番号順に最も近い色と感じます．ところが色覚異常があると色の感覚が異なるため，色度図上の色票の分布の仕方が異なってきます．

■ 正常 → ○　　異常 → ⬭

　赤緑色覚異常は赤と緑の区別が難しいため赤緑の軸に対して，青黄色覚異常は青黄の軸に対して，それぞれ感覚が縮まることになります．つまり，正常色覚の円がある方向に縮まった楕円形となるのです．

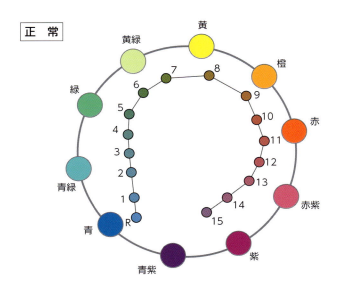

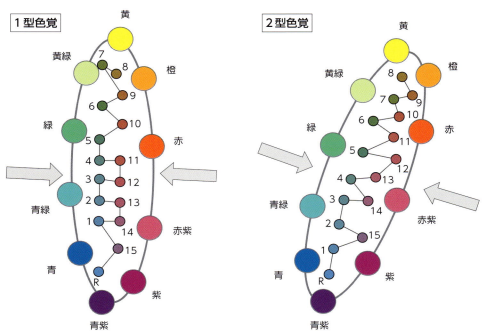

■ **色感覚モデル**
ある方向に縮まった楕円形となり，向かい側の色票が近づいてくる．

色覚検査の進めかたと判定ポイント　第3章

　この楕円形の縮まりかたの程度は，色覚異常の程度を反映します．異常の程度が強くなるほど，赤緑軸方向あるいは青黄軸方向の本来は離れているはずの色票が近づいてきます．番号で隣にあたる色票よりも距離が近づいた場合は，向かい側の色票を似た色と感じます．その結果，記録用紙に横断線が生じるのです．

### 横断線と異常の程度

　パネルD-15テストは，色識別能が正常者の約1/10に満たない場合，向かい側の色票を近く感じるように作られています．この1/10というのは，工場の労働者がコードの色を区別できるかできないかの境界から定められました[4]．つまり，横断線が生じた場合は強度の異常と診断します．横断線が生じない場合は正常者の1/10以上の色識別能があるということですから，正常色覚だけでなく中等度以下の色覚異常者も含まれます．

## パネルD-15テストは1回の検査でよいのですか？

　1回目の検査でパス，あるいは典型的なフェイルで型判定できた場合は1回の検査でよいでしょう．しかし，minor errorsやone error，また非典型的なパターンを呈した場合は再検査を行います．不注意や緊張で誤ることはあっても，偶然にパスすることは難しいと考えられるので，筆者は，検査結果は判定が軽いほうを採用しています．

# 結果の判定

## ■ 横断線がない場合の解釈

**色票を1から15まで順番に並べた場合**

　色票を間違うことなく1から15まで並べた場合はパス（pass）とします．しかし，色覚異常の程度が中等度以下の場合（正常者の1/10以上の色識別能がある場合）は，向かい側の色票との距離はまだ隣の色票よりは遠く，1から15まで正しく並べることができます．パスしたからといって正常色覚と診断しないようにしましょう．

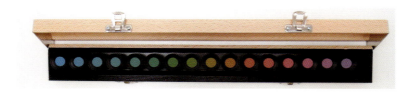

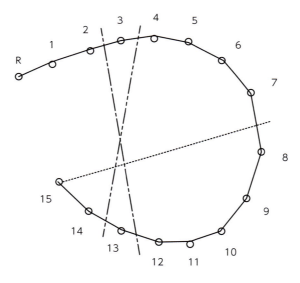

■ パス（pass）
パスしても，必ずしも正常色覚とは限らない．

色覚検査の進めかたと判定ポイント 第3章

**色票の順番が近い番号で入れ替わる場合**

これはminor errorsと呼びます．線が横断しない限りは，パスと判定します．

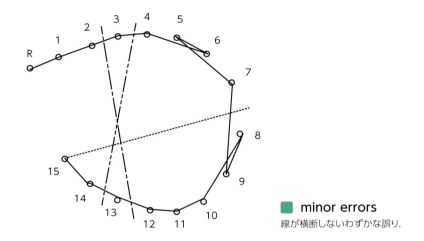

 minor errors
線が横断しないわずかな誤り．

## Q パネルD-15テストをフェイルしたら，強度異常なので2色覚ですか？

## A
一般に，異常3色覚よりも2色覚のほうが程度が強いので，パネルD-15テストをフェイルする色覚異常のほとんどは2色覚です．しかし，なかにはパネルD-15テストをパスする2色覚やフェイルする異常3色覚があります．したがって，パネルD-15テストの結果で2色覚，異常3色覚の判定はできません．

## 横断線がある場合の解釈

**横断線が複数ある場合(典型パターン)**

　横断線が2本以上ある場合はフェイル(fail)とします．先天色覚異常であれば，一定方向に規則性をもつ横断線となります．記録用紙に各型の軸が示されており，—・—が1型色覚，— - —が2型色覚，--------が3型色覚を示します．横断線がどの軸に平行かで型判定も行うことができます．フェイルの場合は色覚異常の程度が強度と判定します．

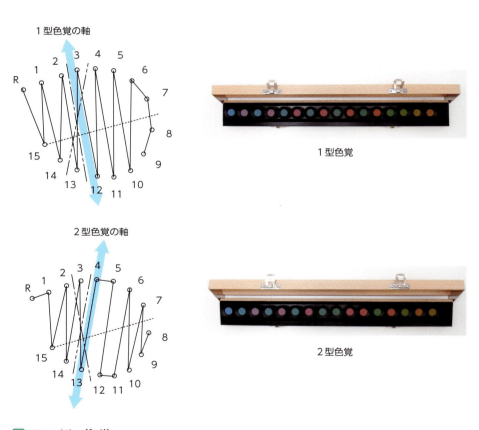

■ フェイル(fail)
横断線が一定方向に傾くことで型判定ができる．

## 横断線が複数ある場合（非典型パターン）

　横断線が2本以上あっても，各型の軸に沿わないあるいは混在している結果が得られることがあります．このパターンは先天色覚異常の場合にはみられず，後天色覚異常あるいは心因性視覚障害（p.63参照）が疑われます．後天色覚異常は何らかの器質的疾患によるもので，多くの場合，赤緑色覚異常と青黄色覚異常が混在しています．検査結果をよく見ると，1型色覚，2型色覚，3型色覚の軸に平行なものが混在しています．

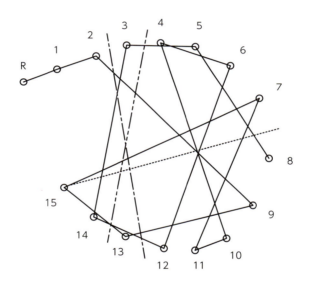

■ 網膜色素変性の例

## 横断線が1本の場合

　これはone errorと呼びます．1本の横断線の続きは逆から番号順に並べていくようなパターンになります．これはパスと判定します．

　パネルD-15テストのキャップは，固定色票から6までの寒色系と9から15までの暖色系に2分され，7・8が境になっています．そうすると，被検者はしばしば寒色系と暖色系を独立して並べ，その境がつながることに抵抗があるため

後半が逆から順に結びついた結果，突然番号が飛んでしまうと考えられます[3]．この場合，記録用紙の3型色覚の軸（………）の前後で横断します．

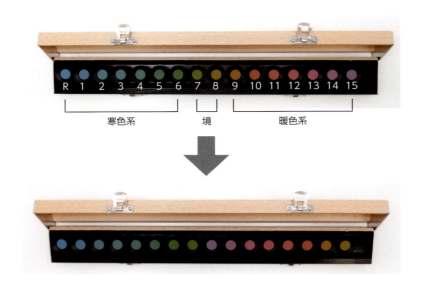

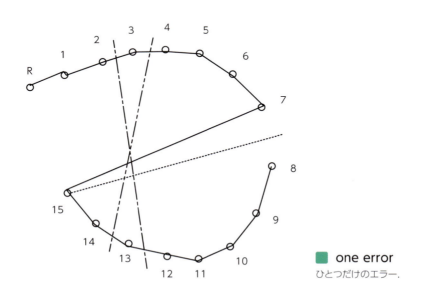

one error
ひとつだけのエラー．

色覚検査の進めかたと判定ポイント　第3章

　その他に多いパターンとしては，色票の1と15あるいは2と15が結ばれているものです．よく見ると，それぞれ1型色覚あるいは2型色覚の軸に平行な横断線です．また，多くはminor errorsを伴っています．診断としてはminor errorsもone errorもパスと判定する決まりになっていますが，限りなくフェイルに近いパスと考えてよいでしょう．

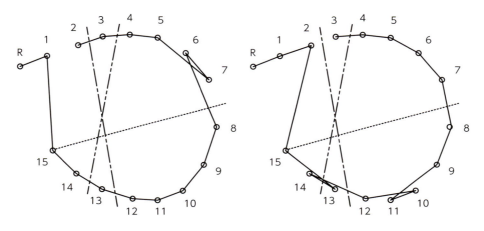

■ one errorのその他のパターン

　one errorは不注意でも起こりやすいと考えられ，その場合は横断線のパターンが決まっているわけではありません．

**判定のポイント！** パネルD-15テスト

- ▶ 照度が不十分な環境で検査をすると被検者が色を間違いやすくなるので，明るさに注意する．
- ▶ 色票の順番が近い番号で入れ替わっても，線が横断しない限りはパスと判定する．
- ▶ 正常者の1/10以上の色識別能があればパスと判定する．横断線を生じなくても，中等度以下の色覚異常者が含まれる．パス＝正常色覚ではない．
- ▶ 横断線が1本のみであればパスと判定する．
- ▶ 横断線が2本以上あればフェイルと判定し，異常程度は強度となる．しかし，2色覚か異常3色覚かの判定はできない．
- ▶ —・—軸に平行で1型色覚,—・・—軸に平行で2型色覚,------軸に平行で3型色覚を示す．
- ▶ 横断線が2本以上あっても方向が一定しない場合は，心因性視覚障害もしくは何らかの器質的疾患を疑う．

# 07 光源色を利用した検査の進めかたと注意点

## 検査時の照明は光源色が見やすい明るさで

　光源色はそれ自体が光を発しているので，照明は必要ありません．筆者自身がアノマロスコープやランタンテストを行うときは，光源色が見やすくなるように部屋を半暗室にしています．

## 被検者側の条件を整える

### 色付きの眼鏡は外し，きちんと視力矯正した状態で検査する

　色フィルターを通すと正確な判定ができません．色付きの眼鏡は外してもらい，屈折異常がある場合は矯正してから検査を行うようにします．アノマロスコープは接眼筒に視度調整があるので，それを利用することもできます．

### 検査時の姿勢に注意

　アノマロスコープでは，接眼部を正面からまっすぐにのぞくことができるように椅子の高さを調整します．上からのぞき込んだり，下から見上げるような体勢の場合は，上下の等色が正確に行えません．ランタンテストでは，提示部が筒の奥にあるので，筒のさやで隠れないように注意します．

### 🔹 検眼はどちらでもよい

アノマロスコープは，被検者がのぞきやすいほうの眼で行ってください．どちらの眼で行っても構いません．ランタンテストは両眼開放下で行います．

## 検者が気をつけるべきこと

### 🔹 被検者の返答に惑わされない

物体色と異なり，光源色に形はありません．したがって，その光が「何色か」，もしくは「同じ色か違う色か」といういずれかの答えかたをしてもらうことになります．色名での返答の場合は，検者がその色名を鵜呑みにしてはいけません．そもそも色という概念では，正常色覚と色覚異常は異なるのです．

### 🔹 被検者への声かけを

被検者は自信がないので声が小さかったり，明確な返答をしないことがあります．このような場合，「あなたがどのように見えているかを検査するものですから，正しい答えはありません．見えたように答えてください」と被検者に声かけすると，スムーズにいきます．

# 08 光源色を利用した検査
# アノマロスコープ

## どのような検査か

　光源色を利用し，色覚異常の型を確定する検査機器です．上下の半円が合わさった視角2°10′の円を被検者が接眼部からのぞきます．観察野の上下の波長成分（物理特性）が異なっていても同じ色に見える現象（条件等色）を利用して，色の感覚を調べます．

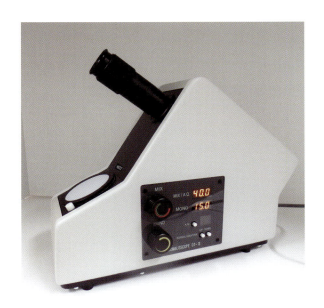

　円の上半分は緑（545nm）と赤（670nm）の混色で，混色目盛は0から73まであります．目盛0では純色の緑，目盛73では純色の赤で，目盛の値が73

に近づくにつれ赤の量が増えるとともに緑の量が減ります．一方，円の下半分は黄（588nm）の単色です．単色目盛は0から87まであり，明るさが変化します．単色目盛0では真っ暗で，87に近づくにつれて黄が明るくなっていきます．

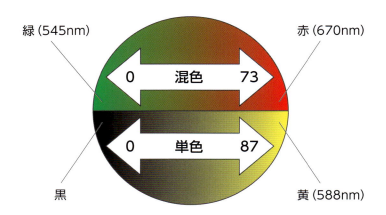

　この上下の半円の色が同じになったと感じる目盛の位置を調べていく検査法です．同じ色に感じる値を等色値または均等値といいます．

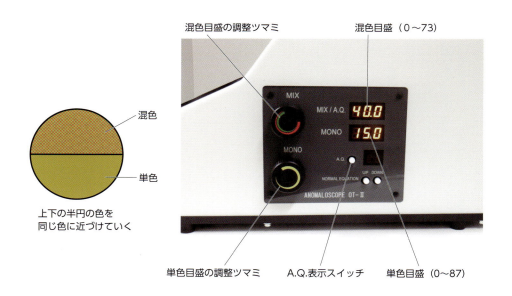

この検査ではS-錐体系の関与は無視できるほど小さいため，3型色覚の検出はできません．

## 検査の進めかた

基本的には，混色・単色ともに目盛の操作は検者が行うべきだと考えます．

### たずねかたのコツ

あらかじめ調べたいポイント（後述）に各目盛を合わせたのち，被検者には3秒くらいの短時間でのぞいてもらい，第一印象で円の上下が同じ色に見えるかをたずねます．ここで「同じですか？」とたずねるよりも「似ていますか？」とたずねるほうが答えを得られやすいです．もし「違います」という返答があった場合は，決して「何色に見えていますか？」とたずねるのではなく，「どのように違いますか？」とたずねます．このときの被検者の答えはさまざまで，「上が暗くて下が明るい」などの明暗で答える場合と，「上が緑で下が赤」などの色名で答える場合があります．このとき，色覚異常者は色の感覚が正常色覚者と異なりますから，色名を正しく答えているとは限らないということを念頭に置いて，検査を進めていかなければなりません．

### 目盛操作のポイント

明暗で答えた場合は，まず単色目盛の数値を上下して上の半円と明暗が同じになるように工夫して等色値を探します．下が明るいのなら単色目盛の数値を下げて暗くし，下が暗いのなら単色目盛の数値を上げて明るくします．

色名で答えた場合は，上が緑なら混色目盛の数値を上げて緑の要素を減らし，上が赤なら混色目盛の数値を下げて赤の要素を減らします．また，明るいほうを緑，暗いほうを赤と表現している場合もあります．

以上を参考に，混色目盛，単色目盛を操作して等色が成立する目盛の位置を探してください．ただし，やみくもに等色値を探すのは非常に難しく，ほかの色覚検査の結果からある程度型を予測して，その付近を狙って検査していきます．

### ▉ 返答に時間がかかる場合の対処

　あまり長く見つめていると，本来等色が成立しない色が等色してきます．そのようなときはいったん眼を離して，器械手前にある明順応野を注視してもらい色順応を取り除いてから再度検査します．また，同じような目盛付近を見ていると判断しにくくなってくるので，型判定の除外も兼ねて一度まったく等色しない値（ほかの型の等色値）を見てもらってから再度戻ると，等色を得やすくなる場合があります．

## 正常色覚の場合

　混色目盛の調整ツマミを操作し，赤と緑を一定の割合で混色させると円の上半分は黄になります．正常色覚であれば，どちらかの割合が少しでも強ければ赤みや緑みがかかって見え，円の下半分の黄とは決して等色しません．
　正常色覚の場合，アノマロスコープの目盛では，混色目盛40・単色目盛15付近でのみ等色し，これを正常等色（正常均等）といいます．

## 2色覚の場合

　混色目盛0から73のすべての範囲で，単色目盛のいずれかの値と等色が成立します．1型色覚，2型色覚のそれぞれで等色が成立する位置は，おおよそ決まっています．検査するときは，その付近にあらかじめ目盛を設定してから等色値を求めていくことができます．

色覚検査の進めかたと判定ポイント 第3章

## 等色値の求めかた

① 最初は，正常等色（混色目盛40・単色目盛15付近）の位置を確認します．色覚異常のうち，この位置で等色が成立する場合のほとんどは2色覚です．

② 【1型色覚の場合】正常等色の成立を確認した後，混色目盛0・単色目盛30および混色目盛73・単色目盛2〜5付近で等色が成立すれば，まず1型2色覚と考えてよいでしょう．

③ 【2型色覚の場合】正常等色の成立を確認した後，単色目盛は15に設定したままで，混色目盛0および混色目盛73でそれぞれ等色が成立すれば，2型2色覚と考えてよいでしょう．

すぐに等色が成立しない場合でも，あらかじめ混色目盛の位置を定めて被検者の応答をもとに単色目盛の数値を少し上下すると，必ず等色値を求めることができます．

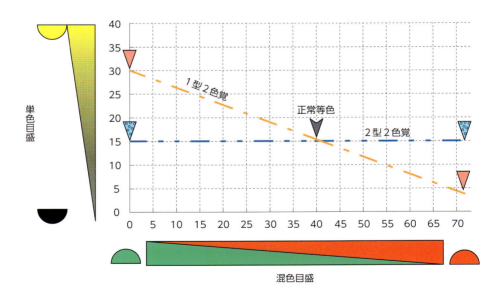

■ 2色覚
▽▽▽の3ヵ所で等色が成立すれば1型2色覚，▽▽▽の3ヵ所で等色が成立すれば2型2色覚と診断できる．

## 異常3色覚の場合

2色覚の検査と比較して難しいですが，多くの異常3色覚は決まった値付近で等色が成立します．

### 等色値の求めかた

①最初に，正常等色（混色目盛40・単色目盛15付近）が成立するかを確認します．ここで多くの場合は等色が成立しません．
②次に，1型色覚・2型色覚それぞれに最も多く等色がみられる位置（1型色覚は第1レイリー等色，2型色覚は第2レイリー等色といいます）で調べます．
【1型3色覚の場合】正常等色が成立しないことを確認した後，混色目盛60と単色目盛7の付近で等色が成立するか調べます．
【2型3色覚の場合】正常等色が成立しないことを確認した後，混色目盛20と単色目盛15の付近で等色が成立するか調べます．
③いったん等色値を確認すれば，あとはその前後で等色する範囲を調べていきます．等色する範囲は症例によりさまざまです．

1型3色覚の等色値は必ず1型2色覚の等色位置のいずれかに，2型3色覚の等色値は必ず2型2色覚の等色位置のいずれかにあるので，上記のポイントですぐに見つからなくても根気よくその付近を探してください．

**非典型例**

たとえば1型3色覚で混色目盛が40よりも小さい，または，2型色覚で混色目盛が40よりも大きい等色値をもつ症例は，非常にまれですが経験しています．このような結果が得られる理由として，被検者の理解不足や検者の熟練不足のほかに，亜型の錐体の性質によっては起こりうると考えられます．

第3章 色覚検査の進めかたと判定ポイント

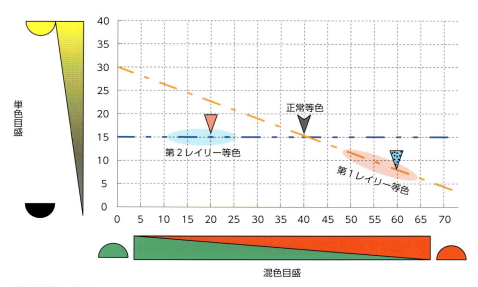

■ 異常3色覚
まず▼の点で等色の成立を確認する．次に，▼（1型3色覚）もしくは▼（2型3色覚）の位置をそれぞれ調べる．

## Q アノマロスコープのA.Q.とは何ですか？

## A
アノマロスコープの側面に，A.Q.（異常比）表示スイッチがあります．同一器械でも光学部品の劣化などで正常者の等色値がずれてくることがあります．同じ被検者を長期間の間隔をあけて検査する場合や，異なる装置で値を比較するときなどには補正が必要になります．混色値の代わりにA.Q.を用いると，上記のような条件下でも比較しやすくなります．

$$A.Q. = \frac{(73-a')/a'}{(73-a)/a} \quad \begin{cases} a：正常者の等色時の混色値 \\ a'：被検者の等色時の混色値 \end{cases}$$ です．

## 異常3色覚の特殊例

異常3色覚は，いつも教科書通りの位置で等色が成立するとは限りません．異常3色覚でも正常等色が成立する場合があります．

**極度異常3色覚**

正常等色が成立することから2色覚のつもりで検査していても，どうしても混色目盛のどちらかの端で等色が成立しない症例が少なからず存在します．これらを極度1型3色覚もしくは極度2型3色覚といいます．

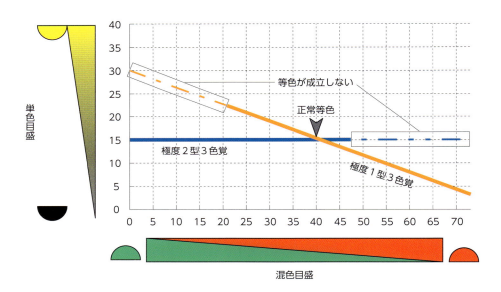

■ 極度異常3色覚の例

**色素色色覚異常**

　正常等色が成立し，しかも等色範囲の狭いものがあります．アノマロスコープでは時に正常色覚のようにも見えますが，仮性同色表やパネルD-15テストなど物体色（色素色）を用いた検査では異常が検出されます．これは色素色色覚異常（pigment color defect：PCD）といわれるものです．PCDには1型色覚も2型色覚もありますが，特に2型色覚に多くみられます．

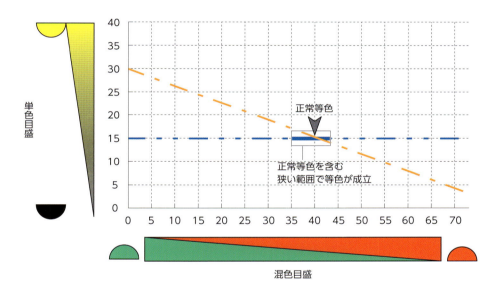

■ **色素色色覚異常（PCD）の例**
正常等色を含み，等色範囲も狭い2型色覚の例．

## 型判定のフローチャート

　次ページに，アノマロスコープを用いて型判定を行う操作手順をフローチャートにまとめました．フローチャートには典型的な値を示していますが，あくまでも参考にしていただき（特に，異常3色覚の場合に等色位値がずれることがあります），根気よく等色する位置を探してください．

 **判定のポイント！** アノマロスコープ

- ▶「型判定のフローチャート」（p.87）を参考に判定する．
- ▶やみくもに等色値を探すのは非常に困難である．ほかの色覚検査の結果からあらかじめ型を予測して，調べたいポイントへ目盛を合わせると判定までスムーズに進む．
- ▶検査が長時間にわたると，等色値の幅が広がる．適度に明順応野を注視してもらい，色順応を取り除く．
- ▶3型色覚は検出できない．

第3章 色覚検査の進めかたと判定ポイント

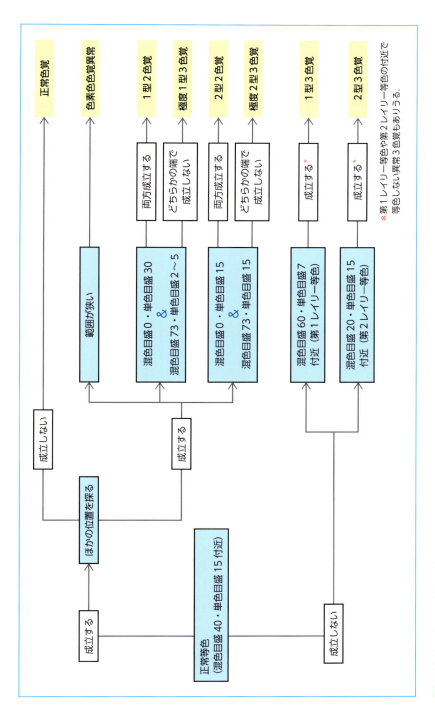

■ 型判定のフローチャート

87

> ちょっと休憩！

### 色素色色覚異常（PCD）の謎

　なぜ，仮性同色表を誤読するにもかかわらずアノマロスコープでは正常に近い色覚異常が存在するのでしょうか？　PCDは，通常の異常3色覚の一種であるとされています[5~7]．そして仮説として，正常錐体の分光感度にきわめて近い脆弱な異常錐体の存在が示されています[6,8]．

　滋賀医科大学で行った先天赤緑色覚異常者の遺伝子解析の結果，2型3色覚のなかに，正常遺伝子型でかつ後続遺伝子のプロモーターに塩基置換A-71C（-71番目のアデニンがシトシンへ置換）をもつものが見つかりました．さらにこの塩基置換をもつと，後続遺伝子のプロモーターの活性が低下する可能性があることが実験によりわかりました[9]．つまり，2番目の遺伝子であるM遺伝子の発現が低下するということです．なんと2型のPCD34例中32例（94%）が，正常遺伝子型でかつ後続遺伝子のプロモーターに塩基置換A-71Cをもつことがわかりました．このことから，2型のPCDは正常なM遺伝子の発現が少ない型と考えることはできないでしょうか．

正常遺伝子型で後続遺伝子のプロモーターにA-71Cの塩基置換

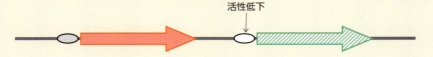

活性低下

M遺伝子の発現が弱い？＝M-錐体が少ない？

■ PCDの94%にみられる遺伝子異常

第3章 色覚検査の進めかたと判定ポイント

## 09 光源色を利用した検査
# ランタンテスト

## どのような検査か

　赤，緑，黄の色光を用いることで，信号灯を模した検査です．信号灯の視認にかかわる職業である船舶，鉄道，航空などの適性検査として活用されてきました．JFCランタンは赤630nm，緑555nm，黄580nmの発光ダイオードによる色光が上下に2灯，全部で9通りの組み合わせで1回2秒間点灯します．

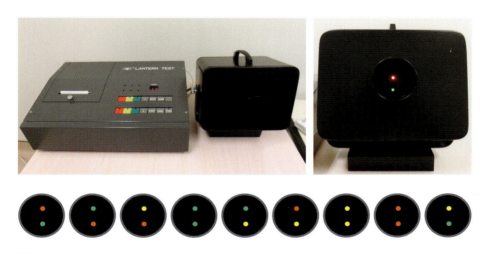

■ JFCランタンテスト
9通りの表示中，上下とも正答しなければならない．

## 検査の進めかた

　検査距離は3mで，被検者の目線が提示部を見ることができるように高さを調整します．信号灯と同じ3色の灯火のいずれか2つが"ピーッ"という音とともに上下に2秒間だけ点灯し，上から順番に見えた色を答えてもらいます．

　被検者には，上下同じ色の場合もあること，間違っていてもよいので思った色で答えるように，とあらかじめ説明しておくと答えが得られやすいです．3色の組み合わせが9組示されたところで1試行とみなし，2試行おこないます．

## 結果の判定

　上下両方の色を正しく答えられた場合にのみ，正答とみなします．誤答が9組中3組以下でパスとします[10]．この検査で誤答のパターンから何かを読み取ることはできません．

　この検査をパスするのは異常3色覚のなかでも約3割と少なく，パネルD-15テストをパスする中等度以下の色覚異常者をさらに中等度と弱度に2分する役割をもちます[10〜12]．

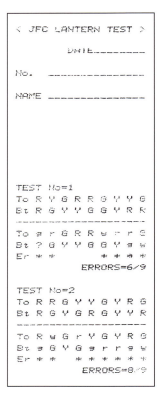

■ ランタンテストの結果
正答は大文字，誤答は小文字で示される．

| パネルD-15テスト | ランタンテスト | 判定 |
| --- | --- | --- |
| パス | パス | 弱度 |
| パス | フェイル | 中等度 |
| フェイル | フェイル | 強度 |

しかし，現在製造されておらず入手困難です．ランタンテストを備えている施設は非常に少ないと思われますが，社会医学的には，パネルD-15テストを用いて異常の程度が強度であるかどうかを見極めることが重要だと考えます．

## 判定のポイント！　ランタンテスト

- ▶ 表示された上下両方の色を正しく答えられた場合のみが正答．
- ▶ 誤答が9組中3組以下でパス，4組以上でフェイルと判定する．
- ▶ 異常3色覚の被検者は3割程度パスする．
- ▶ パネルD-15テストをパスし，かつランタンテストもパスすると，程度は弱度であると解釈する．

# 10 色覚検査のフローチャート

　色覚検査をどのように組み合わせて判定するのかをフローチャートで示します．

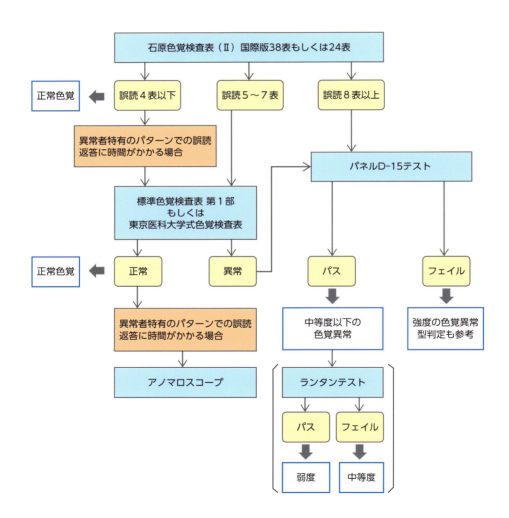

色覚検査の進めかたと判定ポイント 第3章

　基本的にはまず，仮性同色表の石原色覚検査表（または石原色覚検査表Ⅱ）を行います．以下は，国際版38表もしくは24表の判定基準に沿って解説します．

## 誤読8表以上

　誤読8表以上であれば，迷わず色覚異常と診断できます．この場合，次にパネルD-15テストを行います．フェイルすれば強度の色覚異常と診断し，そのまま型判定を行うことができます．パネルD-15テストにおける型判定の精度は高く，確定はできませんが参考になります．誤読8表以上かつパネルD-15テストがフェイルで確実に異常が検出できる場合は，自信をもって色覚異常と診断できます．一方で，パネルD-15テストをパスすれば型判定には至りませんが，中等度以下の色覚異常と診断できます．先にも述べた通り，型判定は必須ではありません．もしある程度型判定を予測したければ，標準色覚検査表 第1部の分類表を行い参考にしたらよいでしょう．

## 誤読5〜7表

　石原色覚検査表で誤読5〜7表の色覚異常疑いの場合は，どうすればよいのでしょうか．おそらく最も検者を悩ますゾーンではないかと思います．程度も軽いことが予測され，パネルD-15テストを行ってもパスする可能性が高く，ますます色覚異常の判定に困ることになるでしょう．

　この場合は，ほかの仮性同色表を行ってみるとよいです．石原色覚検査表で疑いでも，ほかの仮性同色表で異常を検出できる場合があります．その場合は，色覚異常と診断しても構いません．また，誤読が少なくても，色覚異常者特有の間違いかたをしている場合や返答に時間がかかる場合は，色覚異常である可能性が高いと考えます．ほかの仮性同色表を用いても誤読が少ない場合は，最終的にアノマロスコープでの判定に持ち込むのがよいでしょう．

## 誤読4表以下

　石原色覚検査表で誤読が4表以下の場合は，正常色覚としてよいとされています．多くの場合はそれで問題ありませんが，色覚異常者特有の間違いかたをしている場合や返答に時間がかかる場合は，誤読が少なくても色覚異常を疑うべきです．今までの筆者の経験で，国際版38表の誤読が1表だけの色覚異常者も実在しています．少しでも疑わしい場合はほかの仮性同色表を行い，それでも異常が検出できなければ正常色覚と考えます．いずれにしろ，誤読が少ない場合に色覚異常と判定するには，アノマロスコープによる確定診断の後押しが欲しいものです．

**仮性同色表で見逃してしまうような微度の色覚異常は，問題にすべきでしょうか？**

　これに関しては，さまざまな意見があると思います．おそらく，日常生活でも職業上でも困ることはほとんどないでしょう．しかし，よく考えてみると，医療専門機関を受診している時点で何らかの支障があったということです[13,14]．たとえ微度であったとしても，繊細な色を扱う仕事には向いているとはいえません．自分の色覚特性を知っておくことが，将来失敗しないことにもつながります．誤読が少なくても，色覚異常者特有の間違いかたをしている場合や返答に時間がかかる場合は，見逃さないようにしてください．

色覚検査の進めかたと判定ポイント　第3章

 石原色覚検査表は，どの表数のものを用いてもよいのでしょうか？

 表数の違いはあっても，採用されている表は各検査表間で重複しています．表数が少ない場合は，たまたま誤読する表が含まれていないことがあります．つまり，誤読を少なく見積もってしまう可能性があります．見落としを防ぐためにも，眼科クリニックでは38表もしくは24表の検査表を用いることをお勧めします．表数が少ない検査表を用いている場合は，わずかな誤読でも異常を疑い精査したほうがよいでしょう．

 石原色覚検査表の誤読数と色覚異常の程度は関連するのでしょうか？

滋賀医科大学色覚外来で先天赤緑色覚異常者555名を対象に行った石原色覚検査表国際版38表の誤読数では，92％に16表以上の誤読がみられました．さらに，パネルD-15テストをフェイルもしくはパスしたものと誤読数の関連をみたところ，一定の傾向はみられませんでした．つまり，誤読数と色覚異常の程度は必ずしも相関しないといえます．

【文献】

1）深見嘉一郎，山出新一，野村桃世：仮性同色表の自動提示装置に関する研究 5．提示時間の短縮化の試み．臨眼46：373-376，1992
2）馬嶋昭生，中島 章，市川 宏：学童を対象とする色覚検査の検討．日眼会誌63：1815-1829，1959
3）市川 宏：小児眼科と色覚異常―幼児の色覚検査としてのFarnsworth Panel D-15Test―．眼科14：275-284，1972
4）Farnsworth D：The Farnsworth-Munsell 100-Hue and dichotomous tests for color vision. J. Opt. Soc. Am. 33：568-578，1943
5）徳田浩子，安間哲史：正常レーレー均等を示す色覚異常（1）色覚特性．臨眼37：1493-1496，1983
6）徳田浩子，安間哲史，市川 宏：正常レーレー均等を示す色覚異常（2）病態について．日眼会誌88：516-522，1984
7）山出新一：正常レーレー均等を示した色覚異常例（Pigment Color Defect）について．眼紀41：452-457，1990
8）花崎秀敏，仲里博彦，田辺久芳，他：正常レーレー均等を示す先天性赤緑色覚異常者の電気生理学的所見．眼紀38：83-87，1987
9）Ueyama H, Li YH, Fu GL, et al.：An A-71C substitution in a green gene at the second position in the red/green visual-pigment gene array is associated with deutan color-vision deficiency. Proc Natl Acad Sci 100：3357-3362，2003
10）田邊詔子，山出新一，市川一夫：異常色覚程度判定のためのJFCランタンの規準．臨眼60：353-356，2006
11）Farnsworth D：Testing for color deficiency in industry. AMA Arch Ind Health 16：100-103，1957
12）馬嶋昭生：先天性色覚異常の診断基準について（Ⅲ）―パネルD-15とランタン併用による社会適性基準（馬嶋試案）とその検討―．眼紀23：170-175，1972
13）山出新一，野村桃世：仮性同色表を正読する先天色覚異常例の検討．眼紀44：1216-1224，1993
14）黄野桃世，山出新一，田邊詔子：非常に程度の軽い色覚異常例を経験して．眼科36：917-920，1994

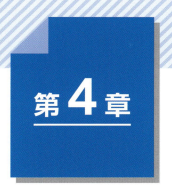

# 第4章

# 就学・就労の押さえどころ

学校生活で色覚異常者が困らないように，教職員の配慮が必要です．また，色覚異常者自身が自分の色覚の特性を知ったうえで将来の進路を選択することが大切です．

# 01 色覚異常は自分で気づきにくい

## 先天色覚異常者は自分の見えかたが当たり前

　先天色覚異常の問題点は，自分で自分の異常に気づきにくいということです．先天色覚異常は生まれつきのものですから，自分の見えかたが当たり前だと思い成長します．他人の見えかたを体験することはできないので，みんな自分と同じように見えていると思うのは当然です．

### 見えかたの自覚は学童期以降が多い

　幼少期では他人と比べることがありませんから，自分で気づくことはなく，保護者や保育所・幼稚園の先生が気づく場合がほとんどです．幼少ゆえに，色の理解がまだ不十分だと思われている場合もあります．やがて，小学校などの集団生活に入ったときに，他人と色の話がかみ合わないなどの経験をして自分の見えかたがまわりと違うことに気がつきます．

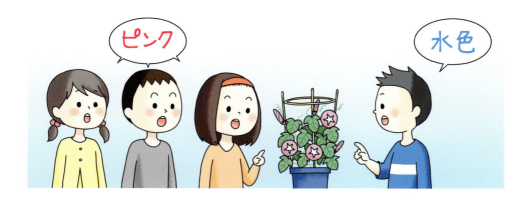

## 色覚検査は自分の"特性"に気づく機会

　色覚検査の経験がないと，"色覚異常"という概念すらありません．そのため，本人が「なぜ自分にはわからないのだろう…」というような漠然とした不安を抱えることになります．また，程度が軽い場合などはさらに自分の異常に気づきにくく，進学時や就職時に困るということが起こります．

　色覚異常者は，自分の色誤認を自覚すること自体が難しいのです．そう考えると，色覚検査によって自分の色覚特性に気づく機会をつくることが望ましいでしょう．

# 02 学校生活で実践できる色のバリアフリー

## 色覚検査をとりまく環境の変化

　学校保健安全法施行規則の一部改正として，学校で任意での色覚検査の体制を整えるように文部科学省から通達され，2016年（平成28年）4月1日から施行されました．それに伴い，色覚検査の復活や教職員の色覚異常への意識が出てきました．ただし，学校現場では色覚異常に対する知識が乏しいため，どのように対処すればよいのか戸惑う声も少なくありません．そのようなときにアドバイスを求められるのは，眼科医ではないでしょうか．教職員へ適切なアドバイスを与えるためにも，まず眼科医が正しい知識をもつことが必要です．

## 学習指導で押さえておきたいポイント

　色覚異常の生徒に対する学校生活での指導や注意すべき点は，文部科学省より出された『色覚に関する指導の資料』[1]あるいは日本学校保健会より出された『学校における色覚に関する資料』[2]が参考になります．そのなかには，学校での学習指導・進路指導のありかたなどがわかりやすく書かれています．色覚検査が任意である限り，教職員が生徒の色覚異常の有無をもれなく把握することはできません．先天赤緑色覚異常は男性の5％，女性の0.2％にみられるので，40人クラスなら1～2名の色覚異常者がいるはずです．したがって，教職員は生徒に色覚異常者がいても困らない配慮を常に行うべきです．

# 就学・就労の押さえどころ 第4章

## 板書は色以外の情報を加えましょう

まず，授業中に注意しないといけないのが黒板のチョークの色使いです．先天色覚異常者は黒板上に書かれた白，赤，黄，緑，青の文字の色を100％はっきり見分けることは困難であることがわかっています[3]．色覚異常対応とされるチョークも市販されていますが，実際には色覚異常者がそれらを正しい色に認識していないことがわかっています[4]．要するに，板書でいかなる色を使うとしても，色を手掛かりに答えさせる授業をしてはいけないということです．

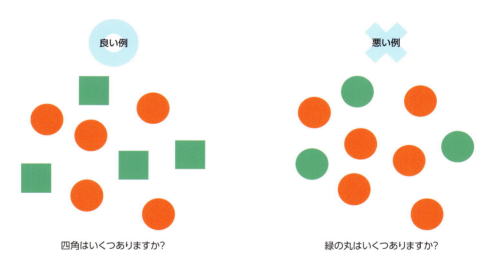

■ 色だけで判断させる指導や書きかたは適切ではない

また，色の判別だけでなく，黒板と同じように暗い赤，緑，青，茶は先天色覚異常者には非常に見えづらいものになります．『色覚に関する指導の資料』や『学校における色覚に関する資料』では，黄と白のチョークを主体にして使うことが推奨されています．そして必ず色だけで判断させず，アンダーラインや囲み線，記号など色以外の手掛かりをつける必要があります．

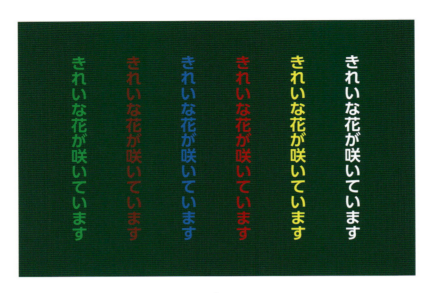

● 白と黄以外の色は黒板では見えづらい

### 📄 資料やスライドは境界線をはっきりと，区別しやすく！

　配布資料やスライドの色使いでも同じことがいえます．"色がわかるように"という観点ではなく，"区別できるように"という観点に立って作成すべきです．区別しにくい色の組み合わせを避けることは当然のことながら，模様をつける，背景とのコントラストをつける，指し示して説明を付記する，円グラフなら色の境目に境界線をつけるなどの工夫をして，色以外の情報を加えてください．

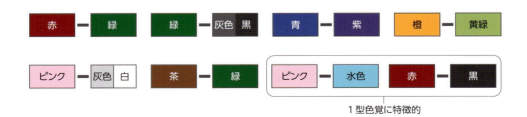

● 区別しにくい色の組み合わせ　（文献5を参照して作成）

第4章 就学・就労の押さえどころ

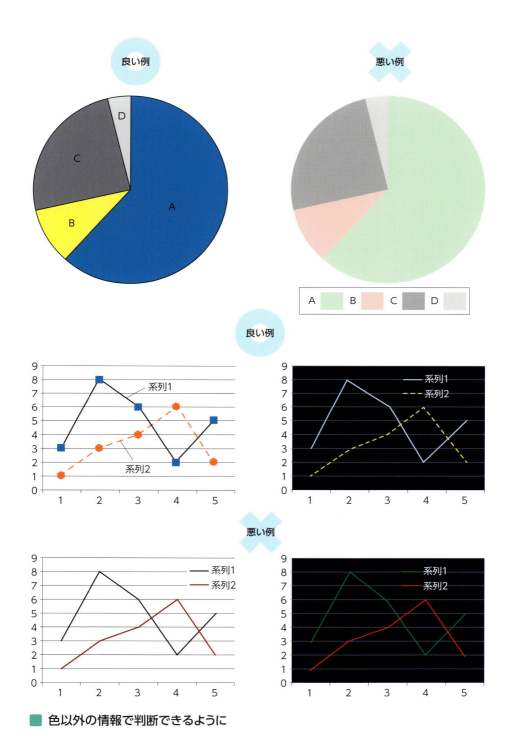

■ 色以外の情報で判断できるように

**仕上がりは白黒コピーで確認**

　出来上がった資料やスライドなどが色覚異常者にも見えやすいかを確認する良い方法は，白黒コピーをとることです．色の情報がなくなったときに，コントラストだけを頼りに文字や図の内容が理解できるなら，色覚異常者にとって区別しやすいということになります．

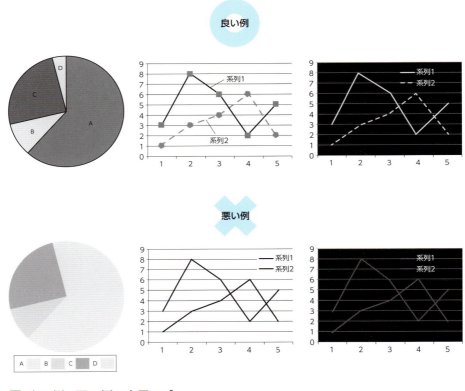

■ 良い例・悪い例の白黒コピー

　これは色覚異常者だけに限らず，正常色覚者にとっても見やすいものになっているはずです．

## 掲示物は背景とのコントラストが重要

校内の掲示物にも注意が必要です．ここでは，色の情報はそれほど重要ではありません．とにかく文字が読みやすいように背景とのコントラストをつけてください．

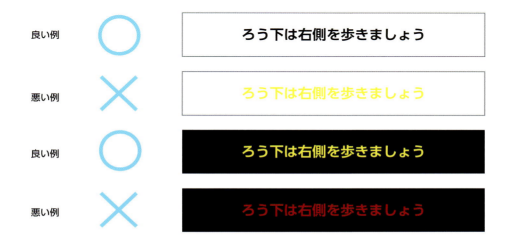

## 実験・観察の学習で補助できること

理科の実験など，従来色が決まっているものに関しては，色の名前を黒板に書いて色の判別を補助します．色覚異常者は，中和滴定やリトマス試験紙の変色の確認が苦手です．あらかじめ何色になるのかなどの情報を与えておけば，色の変化を感じ取れることもあります．また，植物の観察では花の位置と色名を正しく伝え，色の違いを感じ取る手助けをします．

美術の授業などでも，困っているようならさりげなく助けることも必要です．色覚異常の可能性を常に考えて，わからない生徒がいても「できない」と頭ごなしに決めつけないようにしなければなりません．

黒板の字が白と黄のチョークだけでは，正常色覚の生徒には退屈になるのでは？

 どのような理由であれ，先天色覚異常の生徒にとって見えにくい色のチョークを黒板で使うのはよくありません．白と黄のチョークは黒板では見えやすいですが，白と黄を100％間違わないわけではありません[3]．白と黄のチョークを使っているとしても，決して色に頼らず，形を変える，アンダーラインを引く，囲み線をつけるなどして色以外の情報で判断させるようにしてください．正常色覚の生徒を考慮してほかの色を使用したい場合は，理解に支障のない部分で使用したらよいでしょう．

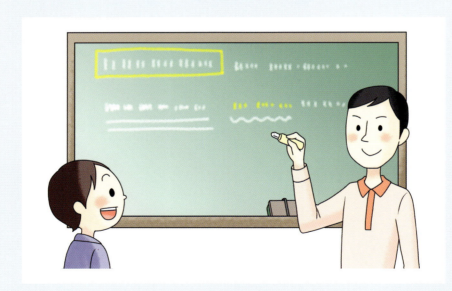

# 03 職業選択の考えかた

## どれくらい"色だけ"の判断が必要か

　職業選択に関しては，進学にも関係してくる問題です．日常生活では困らなくても，職業となるとそういうわけにはいきません．色覚異常者の色の見えかたは正常色覚とは異なるので，"色だけ"での判断を要求される仕事には向いていません．

### ■ 色がかかわる仕事のあれこれ

　たとえば，染色業，塗装業，映像関係，印刷関係，滴定検査などは微妙な色の違いの判断が必要となるため，軽度の色覚異常でも業務遂行が困難だと予想されます[6,7]．

　鉄道，船舶，航空関係にはやはり信号灯の判断の問題があり，厳しい制限があります．ランタンテストをまったく間違わない色覚異常者は異常者全体の約3％であり[8]，いかなる状況下でも信号の見誤りが許されない職業運転士では，厳しい制限はやはり避けられないと考えます．

　色を取り扱う仕事はほかにも多くあります．警察官は目撃情報に色が関係しますし，アスファルト上の血痕を見分けなければならないこともあるでしょう．医療関係では，顔色，便や尿の色，吐物の色，組織の色などを判断しなければならない場面に遭遇すると思います．調理師は，食材の新鮮さを色で判断しなければなりません．理美容師は，さまざまな色の毛染めをしなければなりません．たとえ事務仕事であっても，ファイルが色分けされているなど色での判断を要求されることは皆無ではありません．

# 自分の特性を正しく理解し，得意な面を生かそう

　どのような職種でも，何らかの色の判断を要求されることがあると思われます．しかし，後の例に挙げた職業は色だけを判断する仕事ではありません．色に関係する部分を判断してくれる協力者がいれば，あるいは自分の工夫次第で，色の判別以外の自分の得意な面で実力を発揮することができる職種でもあります．また，色覚異常の程度によっては，まったく問題なく遂行できる仕事も多くあるでしょう．

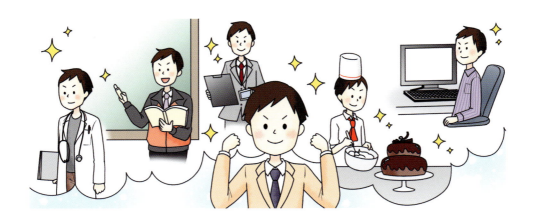

## 進学後・就職後の先を見据えた選択を

　もし，色の判別が主体になる職業に就いたとしても，失敗しないかどうか常に緊張を強いられる毎日になるかもしれません．色の判別は訓練して何とかなるものではありませんし，自分の間違いにも気づくことができません．色だけに頼る職業かどうか，色がある程度重要な位置にある職業かどうかを熟考し選択する必要があります．色に関する自分の特性を正しく理解したうえで，それでもどうしてもという熱意があれば，誰もそれを妨げることができないのも事実です．しかし現実に，大学や職業訓練校の入学時には色覚異常の制限がないのに，就職の際に制限があるという事実に直面することがあります．「進学できる＝その職に就

ける」というわけではないのです．進学の際にも，その先を見据えて選択する必要があります．

　色覚異常者は，職業選択について決して悲観する必要はありません．色覚異常ゆえに夢を絶たれることもあるかもしれませんが，色覚異常以外の理由で夢を諦めざるを得ない人は世の中にもっとたくさんいるのではないでしょうか．世の中はどんどん変わっていきます．いつも情報を確認し，知識を更新していく必要があると思います．

 職業選択を考えるときに基準になるものは？

 色覚異常の程度によって選択肢の幅も変わってくるので，程度が1つの基準となるでしょう．まずはどの程度の異常か，把握する必要があります．1型・2型の分類は関係しません．なぜなら，1型と2型の見えかたは大きく変わらないからです．2色覚と異常3色覚の分類も，程度を考えるときに必ずしもあてになるものではありません．なぜなら，パネルD-15テストをパスする2色覚やフェイルする異常3色覚がそれぞれの10％近く存在するからです．あくまでも，パネルD-15テストでフェイルする強度異常かパスする中等度以下の異常かを基準に，色覚異常の程度を考えてください[9]．ただし，パネルD-15テストをパスする色覚異常者は正常色覚者の1/10以上の色識別能を有しているということですから，その程度には非常に幅があると思われます．

　実際は，本人がその職業の実務を遂行可能かどうか調査するのが最も

良い方法ですが，現実にあらかじめ就業を体験することはやはり難しいと思います．またどれほど程度が軽くても，環境要因，心理要因によって色誤認の可能性があります．いずれにしろ，色に関する職業の選択には注意してもらう必要があります．

【文献】
1) 文部科学省：色覚に関する指導の資料．2003
2) 日本学校保健会：学校における色覚に関する資料．2016
http://www.gakkohoken.jp/book/ebook/ebook_H270050/H270050.pdf
3) 西尾佳晃，久保朗子，北原健二，他：先天色覚異常者における色チョークの見え方．臨眼57：521-525，2003
4) 石田文雄，内山紀子，土生英彦，他：色覚異常対応とされるチョークの問題点．臨眼60：1799-1803，2006
5) 岡島 修，中村かおる：色覚異常者の色誤認と職業適性．臨眼51：7-12，1997
6) 中村かおる：色覚異常の生活指導．日本の眼科83：588-592，2012
7) 中村かおる：先天色覚異常の職業上の問題点．東女医大誌82：E59-65，2012
8) 田邊詔子，山出新一，市川一夫：異常色覚程度判定のためのJFCランタンの規準．臨眼60：353-356，2006
9) 馬嶋昭生：先天性色覚異常の診断基準について（Ⅲ）―パネルD-15とランタン併用による社会適性基準（馬嶋試案）とその検討―．眼紀23：170-175，1972

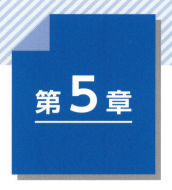

# 第5章

# 診断後の"伝わる"説明とアドバイス

色覚診療は検査・診断も重要ですが，診断後の説明・助言なくしては成り立ちません．患者さんやその保護者が疑問に思うことを大きく分け，それらにどのように対応しているかをまとめました．

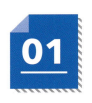 # どのように見えているのか

　先天赤緑色覚異常の見えかたについては，保護者から最も多く質問されます．なかには白黒の世界だと思っている人もいます．また，「何色が何色に見えているのですか？」という質問もよくあります．

## 赤と緑を感じる力が弱く，似て見える

　赤と緑だけでなく，赤成分，緑成分を感じる力が弱いです．たとえば橙（赤＋黄）と黄緑（緑＋黄）や，赤紫（赤＋青）と青緑（緑＋青）が似て見えてしまいます．しかし，黄と青の成分については問題ありません．この説明のときに，次のような図を書いて示すと理解が得られやすいです．

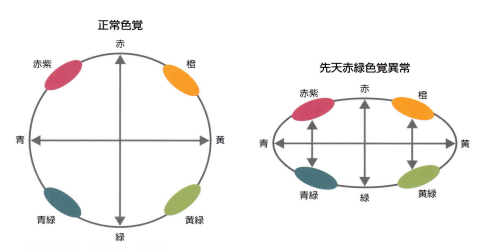

これは色の感覚を簡単な図で表したものです．
先天赤緑色覚異常では赤緑方向の感覚が近づき，似た色と感じてしまいます．青黄方向の感覚は正常色覚と同じです．

## 程度の強い弱いは，赤と緑を区別する力の違い

　"異常の程度が強いということは，色がわからない白黒の世界だ"と考えている人も少なくありません．強度と弱度といっても根本の理論は同じで，赤と緑をどれだけ似ていると感じているかの差といってもよいかもしれません．

　強度の場合は「赤と緑はほとんど区別できない」，弱度の場合は「赤と緑は区別できるが正常よりは感じる力が弱い」というように考えます．先天赤緑色覚異常は，青と黄の成分については正常色覚と同じ感度があるので，決して白黒の世界ではありません．「たとえば12色の色鉛筆ならお互いの違いがわかって順番に並べられても，100色の色鉛筆になるといくつかは前後を逆に並べてしまう可能性があります」．これは，弱度の異常者への説明によく使う例えですが，このようにお話しすると，理解が得られやすいです．

## 「何色が何色に見えているのですか？」

### 色誤認は見えかたの違いではなく色の区別の難しさ

　先天赤緑色覚異常者の見えかたには，赤成分と緑成分を感じにくいという特徴があります．しかし，色誤認は今までの経験などが大いに影響するため，いつも同じ間違いをするとは限りません．そもそも色の感覚のしくみが違うので，"正常者の見ている何色が異常者にとって何色に見える"ということ自体当てはめることができず，意味がありません．つまり「色」という概念で同じ土俵に立つことはできません．ただし，赤成分，緑成分が感知しにくいことから，何色と何色が区別しにくいということを説明することはできます．

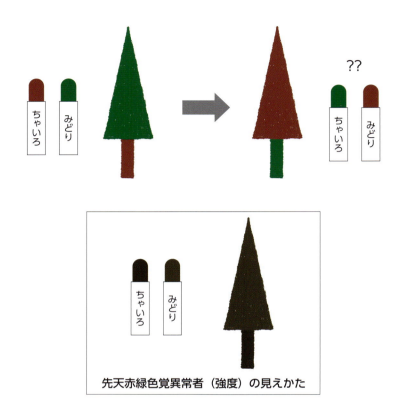

　たとえ木の葉っぱと幹を逆に描いたとしても，葉っぱが茶色・幹が緑に見えているわけではありません．先天赤緑色覚異常者にとって，どちらも似たように見えて区別がつきにくいのです．

## 弱度ほど要注意！ 間違う可能性の自覚が大事

　上記のような色誤認は，特に強度の色覚異常にいえることです．程度が軽い場合は，ここまで極端ではありません．赤や緑の感覚は弱いながらもあるので，日常生活で困ることはほとんどないでしょう．弱度の異常者ほど，「自分には色間違いなどない」，「赤と緑もわかる」と，色を間違わないという自信をもっていま

す．なかには，自分の色覚異常に納得できない人もいます．患者さんが言う「自分は赤と緑もわかるし，今まで色を間違ったことがない」という言葉に惑わされないでください．色覚異常の程度が弱度であっても，多くの場合は石原色覚検査表で8表以上の誤読があるわけです．日常生活において仮性同色表で用いられる色の組み合わせにはなかなか遭遇しないかもしれませんが，もし遭遇していたとしても自分が誤認していることには自分では気がつきません．

　自分の間違いを自分で指摘できないところが，色覚異常の問題点です．程度が軽くても，暗いところ，面積が小さいもの，疲れているとき，焦っているときなどは，色誤認を起こしやすくなるので注意しなければなりません．とにかく，色に関しては「自分は間違うかもしれない」という自覚をもってもらうことが大切です．

# 02 子どもにどのように接したらよいのか

保護者は色に関して，色覚異常の子どもにどのように接したらよいのか戸惑います．

## 色に関して厳しく問いつめない

時に保護者は子どものことが心配なあまり，「これは何色に見えているの？」と問いただしがちになります．しかし先述のように，そもそも色という概念では正常者と異常者は同じ土俵には立てません．それを一つひとつ聞きだしたところで，何の解決にもなりません．本人にとって自分の見えかたはあくまでも自分の感覚ですから，間違いではないのです．本人に対して「間違い」と決めつけないでください．

## 色をさりげなく教えてください

第1章で述べたように，人は「色」と「物」を結びつけて学習します．初めて見るものについては色だけの判断となりますので，間違って覚えてしまうことがあります．

たとえば，柴犬を緑の犬，茶色の玉子を緑の玉子だと思い込んでいたりします．緑と茶色が似たように見えて，区別がつきにくいゆえに起こることです．このような色誤認は表に出ないだけでもっと多くあると考えられますが，ほとんどが大きな問題にはなりません．そして，友人など他人と色の話題で食い違ったときに初めて明らかになります．なかにはトラブルに発展することもあります．

このようなことがなるべく起こらないようにするためにも，幼少期からさりげなく色を話題のなかに入れて「色」と「物」を結びつける学習を促してください．

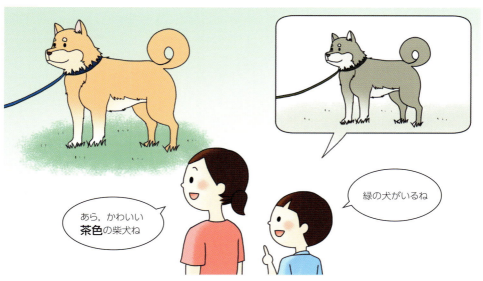

緑の芝生と茶色の犬が似た色に見えた結果です．
会話のなかに色の名前をさりげなく入れて「物の色」の知識を蓄えましょう．

## 「兄弟で同じタイプの色覚異常ですが，程度が違うように見えます」

　色覚異常者は，自分の色誤認に気がついたときにはその経験を生かし，次は色誤認しないように工夫をしていきます．このような学習効果により，色誤認の機会は減っていくと考えられます．周囲からは「色がわかっている」と思われがちですが，見えかたが変わったわけではありません．本人が慎重な性格か，あまり気にしない楽天的な性格かによっても，見かけ上の間違いかたが異なってくるでしょう．そのため，兄弟で色覚異常の程度が違うように見えたり，周囲からは異常に気づかれなかったということが起こりえます．

## 保護者は深刻に考えすぎて落ち込まないで

　保護者は，自分の子どもが色覚異常であるということで心を痛めるものです．落ち込み泣いている保護者の姿を見て，子どもはどう思うでしょうか．「自分は大変悪いものを受け継いでしまった…」と思うに違いありません．できるなら，色覚異常は個性，苦手分野（走るのが遅いのと同じように）ととらえ，子どもの良い面，得意な面を伸ばしていってあげてください．

# 03 進学・就職時に気をつけること

　職業選択の考えかたについては，第4章で述べました．患者さんや保護者からの相談事例は，より具体的な仕事についての場合もあります．ただし，一つひとつの仕事内容を医師が理解することは困難です．診断後の助言は，あくまでも一般論を述べるべきです．あとの判断は，現場を知っている当事者や雇用者に任せましょう．

## 「就けない職業はありますか？」

　筆者は，「色の判断が非常に重要な位置にある仕事はやめてください」と話しています．強度の色覚異常者は，自分の色誤認にたいてい気づいていますから，あえて色を扱う仕事を選択しないでしょう．注意すべきは，自分の色誤認に気づいていない，あるいは認めようとしない弱度の色覚異常者です．

### 環境や状況で色の判断能力は左右される

　微弱度の色覚異常の場合は，多くの仕事は可能かもしれません．しかし，微妙な色判断を要する職業には向いていません．色覚異常の程度が軽くても，暗いところでの作業，疲労時など，負荷がかかったときには思いもよらない間違いをおかすこともあるのです．また，色の恒常作用（照明の条件が変わっても，周囲の変化を手がかりに本来の色を判断することで色を間違えないこと）には記憶色（その物の固有色として記憶している色）が重要な手がかりとなるため[1]，色の恒常性を保つことが苦手なのも色覚異常者の特徴です．

### 運転や操縦で信号の見誤りは許されない

患者さんや保護者に，職業運転手では厳しい制限があることを伝えます．信号の見誤りが多くの人命を危険にさらす可能性があるからです．第4章でも述べましたが，信号灯を模したランタンテストで1つも間違わない色覚異常者は，異常者全体の3％しかいないのです．しかもランタンテスト時にはこの検査に集中していますが，運転や操縦中も同様に見落とさないかということを考えると，もっと成功率が落ちることが予測されます．

いずれにしろ，時代によって採用条件は変化していきますし，同じ分野でも得意な面を生かして活躍できる場が用意されているかもしれません．しっかりと下調べして，職業選択してもらうように話します．

## 「進学で注意するべきことはありますか？」

1993年に当時文部省からの通達で，進学調査書から色覚の項目が削除されました．それにより，色覚異常で入学を制限されることはほとんどなくなりました．しかし，「入学できる＝困らない」ということにはなりません．学問という道は平等に与えられますが，その後の就職で希望通りにいかないということは異常の有無にかかわらずよくあることです．入学時に制限がないということは，ある意味その責任が個人に課せられたということです．進学時にはその先を見据えて選択してもらうようにアドバイスします．

どのような職種でも，まったく色が関係しないことはありません．しかし医療従事者は，進学や就職についてアドバイスすることしかできず，そのあとにどのような道を選択するかまで医療従事者が介入する権利はありません．とにかく，自分の色覚の特性を正しく理解してもらったうえで，色誤認を回避する工夫が必要です．

# 日常生活での心がまえ

　日常生活において本人の気づかないところで色誤認は多くあると思いますが，色誤認をしてもさほど影響がないことがほとんどです．

## 色だけで判断するときは用心すること

　正常色覚者とは違って見えている可能性があるので，色だけで判断することはなるべく避けてもらうように話します．もし色だけで判断せざるを得ないときには，用心してもらいます．日常的に自分のカバンやノートの色を間違って認識していたとしても，記名や形などほかの手掛かりから間違えることはないでしょう．しかし，日常生活で色誤認が許されないシーンがあります．

### TPO に応じた服装とするために

　たとえば，葬儀で男性は白いワイシャツを着ないといけませんが，ピンクを選んでしまう可能性があります．ピンクの中の薄い赤成分を感じにくいからです．靴下も片方は白，片方はピンクを履いてしまうこともあるかもしれません．色誤認が許されない場面では他人に確認してもらうか，自分で区別がつくように印をつけておくなどして，間違わないための工夫が必要です．

# 「信号灯はどのように見えていますか?」

## ■ LED式の信号灯は赤と黄の識別が難しい

　先天赤緑色覚異常者にとって，信号灯の赤と黄の識別が難しいことがわかっていますが[2〜4]，電球式の信号灯の場合は赤と黄の輝度の差を手掛かりに判断できる場合があります．最近多くなっているLED式では，赤と黄の識別はさらに困難になっています．それは，電球式と比較してLED式は輝度差が少ないので，輝度を手掛かりに判断するのが難しくなっているからと考えられます[5]．

## ■ 判断しにくい場合は，慎重に進むことが大切

　しかし実際は，色覚異常者は信号灯の位置で判断していることがあり，信号灯の判断は間違わない場合が多いです．一方，信号灯の緑は先天赤緑色覚異常の混同色線から外れて少し青成分が混ざっているので，赤黄のようにまぎらわしいことはありません．しかし，白っぽく感じる場合もあり，夜間に外灯がたくさん並んでいるときにはまぎれてしまい信号灯の見分けがつかなかったりします[3]．また，交差点などにある1つだけの点滅信号などは，位置の手掛かりがないので色が判断しにくいことがあります．

　自分の判断が間違っている場合は大事故につながる可能性もありますので，用心して速度を緩めるか，一旦停止するように話します．

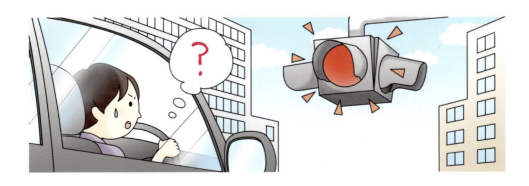

診断後の"伝わる"説明とアドバイス 第5章

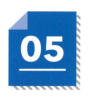
## 遺伝について

　遺伝は誰の責任でもありません．しかし，自分の遺伝子の影響で子どもが色覚異常になったと思い心を痛める保護者も少なくありません．筆者自身は質問がない限り，あえて遺伝について触れることはありません．

### 「保因者であるかどうか調べてください」

　保因者を遺伝子診断することは可能[6]ですが，現在の方法では100％正しい診断を下すことはできません．なぜなら現在の診断は遺伝子の欠損によって判定する方法のため，正常遺伝子型の場合は判定できないからです．日本人の先天赤緑色覚異常者には正常遺伝子型が10数％みられるので，その遺伝子をもっている女性（保因者）はその倍は存在すると考えられます．そのため，保因者診断は現在の精度では確実ではないためお勧めできません．

　また，仮に保因者とわかっても，生まれてくる子どもの遺伝子を操作することはできません．生まれた子どもを成長とともに注意深く観察することは，前もって母親が保因者であることを知っていてもいなくても同じことなのです．

### 「自分（父親）が色覚異常で，娘にそのことを伝えたほうがよいでしょうか？」

　自分が色覚異常であることを娘さんに伝えるということは，娘さん自身が保因者であることを知ることになります．娘さんは自分が保因者であることを知っていることで，将来自分の子どもに色覚異常がないか注意深く見ていくことができ，

早めに対応することができます．自分（父親）も色覚異常が原因で自身が困った経験などを娘や孫にアドバイスすることができます．

## 「治療法はありますか?」

　現代医学では色覚異常を治すことはできません．遺伝子研究が将来治療につながる可能性を期待したいです．治療はできませんが，先天色覚異常の程度は重症化していくということはなく，生涯変わることはありません．

　色覚補正を謳っている眼鏡が市販されていますが，正常色覚になるわけではありません[7]．色覚補正眼鏡をかけることで，今まで区別が難しかったものの区別ができることもあるでしょう．しかし反対に，今まで区別しやすかったものの区別が難しくなることもあります．色覚補正眼鏡の特性を知ったうえで，仕事などで決まったものを区別するために利用している人もいます．

## 色覚異常の正しい知識を伝えるのが第一

　遺伝についての説明に正解はありません．相談者の性格やその相談者がおかれている社会的環境などによって，説明内容も変わると考えられます．たとえば，「婚約者に話したほうがよいか」と聞かれても，これは本人が判断するべきことです．遺伝するのは色覚異常だけではありません．頭脳，容姿，運動神経，歌や絵の上手下手も，筆者の周囲を見る限りはある程度遺伝が関係しているように思います．そのなかで色覚異常だけに固執するのは，それが検査によって正常異常の区分がはっきりわかることと，色覚異常に対する間違った理解が根底にあるのだと思います．まずは，先天色覚異常について正しい知識を伝え，日常生活ではほとんど困らないこと，一部の職業に制限があること，しかしながらできることのほうが多いと知ってもらうことが重要です．このような説明の受け取りかたも，本人やその周囲の人の性格や，おかれている環境によって異なると思います．

## おわりに

　本章では，患者さんや保護者にどのように対応しているかを述べました．日々の忙しい外来で，十分な時間をかけた対応は難しい場合があります．日本眼科医会や三和化学研究所から患者さんに渡す冊子が出ています．内容は非常にわかりやすいものになっていますので，活用しましょう．また，滋賀医科大学色覚外来で用いているオリジナルの患者さん配布用資料を付録として巻末に掲載しました．筆者は，患者さんが子どものときは，検査中に保護者にあらかじめ目を通しておいてもらいます．検査後は疑問点だけに答える形式をとっていますので，非常に効率よく対応できます．

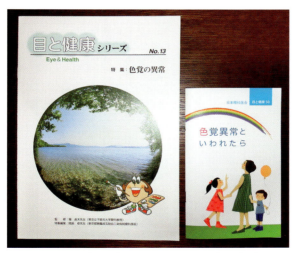

　　　三和化学研究所　　　　　日本眼科医会

　説明の内容は，各医師の人生経験や考えかたによって変わってくると思います．患者さんによってもずいぶん受け取りかたが異なるので，臨機応変に対応していく必要があります．本書で述べたことはほんの一例と考えていただき，今後の参考にしていただければ幸いです．

【文献】
1) 川上元郎：色のおはなし 改訂版．日本規格協会，2002
2) 深見嘉一郎：色覚異常者の日常生活に於ける色誤認の具体例．眼科 12：644-647，1970
3) 岡島　修，信太佐登子：色覚異常者の色誤認 375人に対するアンケート調査Ⅰ．臨眼 40：809-812，1986
4) 深見嘉一郎：色覚異常者の色覚体験〈その3〉．眼科 35：269-271，1993
5) 西尾佳晃，北原健二，池村雄二，他：先天色覚異常者におけるLED式道路交通信号灯色の見え方．臨眼 56：753-757，2002
6) Oda S, Ueyama H, Tanabe S, et al：Detection of female carriers of congenital color-vision deficiencies by visual pigment gene analysis. Curr Eye Res 21：767-773, 2000
7) 奥野知里，玉置明野，市川一夫，他：ダルトン眼鏡®は有効か．あたらしい眼科 16：1749-1753，1999

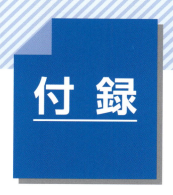

# 先天色覚異常と職業適性

この付録は，滋賀医科大学色覚外来で配布している資料と同じ内容です．受診者が小児の場合は，検査中に保護者にあらかじめ読んでもらうことで解決される疑問もあります．受診者自身が，将来読むことで自分の特性を理解する助けにもなるでしょう．診断後の説明をスムーズにまた短時間に行うことができ，お勧めです．

# 先天色覚異常と職業適性

## 1．ヒトは色をどのように感じているのか

　ヒトの目をカメラに例えると，網膜はフィルムの役割をもっています．その網膜には錐体と杆体があります．錐体は色や形を感知する役割の細胞で，色覚や視力に関係しています．一方，杆体は明暗を区別する細胞です．明るい所では主に錐体が，暗い所では主に杆体がはたらきます．さらに錐体は，感じやすい波長の違いによって，L-錐体，M-錐体，S-錐体の3種類に区別されます．この3種類の反応の割合で色を感じているのです．たとえば，赤と緑の感覚はL-錐体とM-錐体の反応の差によって生じます．黄と青の感覚はL-錐体，M-錐体，S-錐体の反応の和と差がからみ合って生じます．

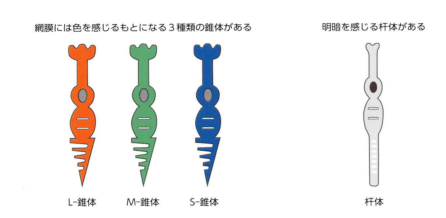

## 2．先天色覚異常はなぜ起こるのか

　色覚異常は，この3種類の錐体のうちどれか1つか2つ，もしくは全部がはたらかない場合に起こります．つまりフィルムの感度が少し異なっているのです．

## （1） 錐体が全くはたらかない場合
■杆体1色覚

　錐体が全くはたらかないのですから，杆体だけで物を見ています．もちろん色の感覚はありません．視力も悪く（0.1前後），明るい所はまぶしく，また眼球振盪（目がゆれる）もあります．視力が悪いことが前面に出るので，色覚異常で受診される方はほとんどおられません．また，暗い所ではたらく杆体をもつので，暗い所のほうがむしろ見やすかったりします．

## （2） 錐体が1種類だけはたらく場合
■錐体1色覚

　錐体が1種類しかはたらかない状態です．錐体の反応の差があってこそ色覚が生じますので，1種類では色覚はありません．残存している錐体によって，視力はさまざまですが，S-錐体が残存している場合が多く，症状は杆体1色覚に似ています．

## （3） 錐体が2種類だけはたらく場合
■2色覚

　2種類の錐体がはたらきます．生体のメカニズム上，多くはL-錐体かM-錐体のいずれかがはたらきません．したがって，L-錐体とS-錐体の2種類がはたらいているか，M-錐体とS-錐体の2種類がはたらいているかになります．「1. ヒトは色をどのように感じているのか」でも述べましたが，赤と緑の感覚はL-錐体とM-錐体の反応の差から生じますので，どちらか一方が欠けると赤と緑の感覚は生じなくなります．これらは先天赤緑色覚異常とも呼びます．L-錐体がはたらいていない場合（M-錐体とS-錐体の2種類がはたらいている）を1型2色覚，M-錐体がはたらいていない場合（L-錐体とS-錐体の2種類がはたらいている）を2型2色覚と呼んでいます．

## （4） 錐体が3種類はたらいているが，そのうち1つが不完全な場合
■異常3色覚

3種類の錐体がはたらきますが，そのうちの1種類はL-錐体，M-錐体，S-錐体のいずれでもありません．具体的には，M-錐体とS-錐体とM'-錐体（M-錐体と類似の性質）の3種類がはたらく1型3色覚と，L-錐体とS-錐体とL'-錐体（L-錐体と類似の性質）の3種類がはたらく2型3色覚があります．赤と緑の感覚は，1型3色覚の場合はM-錐体とM'-錐体の反応の差，2型3色覚の場合はL-錐体とL'-錐体の反応の差で生じます．しかし両者の反応の差は少ないため，赤と緑の感覚は弱くなります．

以上，色覚異常について述べましたが，色が全くわからない杆体1色覚や錐体1色覚の頻度は数万人に1人ときわめてまれです．ほとんどは先天赤緑色覚異常で，色の感じかたは正常色覚とは異なりますが全く色を感じないことはありません．

## 3．先天赤緑色覚異常者は色をどのように見ているのか

他人の見えかたを感じることはできず，また色の感じかたは主観的なところもあるので理解するのは難しいのですが，どの型の色覚異常にも共通していえるのは，色を区別する能力が正常者よりも劣っているということです．よく，色覚異常者は何色が何色に見えているのか？ということを聞かれますが，もはや色感覚の根本が異なっています．たとえば，緑のピーマンがあったとします．同じ緑のピーマンを色覚異常者と正常色覚者が見て，どちらも緑と感じているとします．次に赤いピーマンを見るとします．正常色覚者には先ほどと違う赤いピーマンだと区別がつきますが，色覚異常者は先ほどと同じ色だから緑のピーマンだと見てしまうことがあります．先天赤緑色覚異常者にとって，赤と緑は区別しづらいとても似た色だからです．では，最初のピーマンをなぜ緑とわかったかというと，ピーマン＝緑という学習ができているからです．小さいころに色覚異常者が木を描くと，葉っぱを茶色に幹を緑に描いてしまうことがあります．赤味成分をもっ

た茶色と，緑の区別が難しいのです．しかし，学習によって，木の幹は茶色，葉っぱは緑と覚えれば，もう間違うことはないのです．間違わないからといって，色の区別ができたというわけではありません．クレヨンや色鉛筆の色名に頼って塗っている場合が多いと思われます．

ピーマンは緑

トマトは赤
知っているからわかる
だけど…

このボールは赤か緑か？？
手掛かりがないと間違う

　色の呼び名について，赤や緑をほかの色に取り違えるのなら，逆の色名を覚えておけばよいと思われますが，色覚異常の場合は色の区別ができず，そのために取り違えるのですから，色の呼び名の問題ではありません．たとえば，先に緑を茶色に間違える例を挙げましたが，緑がいつも茶色に見えるのではなく，形や明るさ，面積など，周囲の状況によって，あるときは茶色に，あるときは緑に，また別のときは灰色に見えたりするというわけです．赤や緑が灰色っぽく見えるだけでなく，逆に灰色が赤や緑に見える場合もあるようです．

　このようなことからも，色覚異常者は，物と色の対応をたくさん学習して，将来の間違いを少しでも減らす必要があります．幼少期は保護者が色をさりげなく教えるようにしてください．何が何色と教えるように話すと本人はそのうち嫌気がさしますので，たとえば会話の中にさりげなく色名を盛り込むなどする必要があると思います．

## 4．遺伝について

　先天赤緑色覚異常の割合は日本人の場合，1型・2型を合わせて男の約5％，女の約0.2％です．男の5％というのは20人に1人ですから，小学校の1学級を40人としてその半数が男の子としますと，平均して1学級に1人は色覚異常の

子がいる勘定になります．日本人全体では約300万人という大変な数になるのです．

色覚異常は伴性劣性（潜性）遺伝をします．伴性劣性（潜性）遺伝ですから，遺伝子はX染色体（性染色体）上にあります（X'）．男の場合X染色体を1つしかもちませんので，色覚異常の遺伝子をもっていれば（X'Y），色覚異常となりますが，女の場合は因子が2つそろわないと色覚異常にはなりません．つまり（X'X'）は色覚異常になりますが，（XX'）の色覚は正常ということです．この（XX'）をもつ人を保因者といいます．

[色覚異常の家系例]

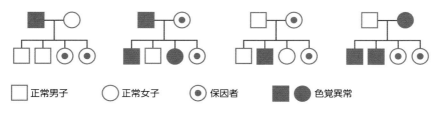

□ 正常男子　　○ 正常女子　　◉ 保因者　　■ ● 色覚異常

## 5．色覚異常者の職業適性

### （1）異常の程度と職業適性

一口に色覚異常といっても，ほとんど正常と変わらないほど軽いものから，赤・緑の区別ができないほど強いものまでいろいろあります．この程度を測定し，それに応じた職業を選べるようにしたいものです．しかし色覚異常の程度を測定することは大変難しく，現在でもよい方法はありません．また逆に，個々の職業や作業にどの程度の色識別能が必要なのかについても，ほとんどわかっていないというのが現状です．しかし，種々の色覚検査の成績から大きく3～4段階に程度分けをする方法が一般的には行われており，この程度に応じた職業適性を推定す

ることはできます．

　まず，異常の程度が軽くても色覚異常の人には適さないと思われる仕事は，次の2種類のものです．

### ■色彩感覚を要求される仕事

　画家，染色・塗装・繊維・色材料の仕事，建築家，種々のデザイナーなどは正常色覚の人でも特殊な色彩感覚が必要とされるようです．色彩感覚の基礎である色覚そのものに少しでも異常があれば，一生続けていく仕事としては負担が重すぎるでしょう．生鮮食料品の鮮度の判定にも微妙な色感覚が要求されるようです．

### ■交通・運輸関係の仕事

　これは言うまでもなく，信号灯を見誤る危険があるからです．面積の大きい，広がりのある色の場合は問題ないのですが，遠くの灯火信号のような点状の色に対しては，その色があざやかな色であっても，色覚異常の人には判断が非常に難しくなるのです．ですから，列車の運転，飛行機・船の操縦などは色覚異常の人にまかせるべき仕事ではないといえます．ただし，道路上の交通機関はその限りではありません．道路交通では，せいぜい100～200メートル先の信号が読めれば十分で，この距離での信号灯は広がりをもった，しかもあざやかな色ですので，強度の異常者でもこれを見誤ることはありません．また色覚異常の人は色だけでなく信号灯の点灯位置など周囲の状況も参考にして判断しているようです．

　異常の程度が軽い場合はよいが，強度の異常の人には不適と思われる職業は，次の2つが挙げられます．

### ■医療関係の一部

　医師や看護師，薬剤師の仕事のうちある種の分野では，色に対する判断の誤りが，人命にかかわる場合があります．たとえば，顔色や皮膚の色を読んで，全身状態の変化に気付かねばならないところを見逃すことがあるかもしれません．ですから，人命に直接かかわる仕事に関しては慎重でありたいものです．

### ■小学校や保育所・幼稚園の先生

　小学校や保育所・幼稚園では色彩や色に関連した知識を教えたり，一般の教科でも教材として色で塗り分けたり，表現したりというものを使うことがよくあり

ます．そういう場に強度の色覚異常の人はやはり不適と考えるべきでしょう．しかし，苦手を補う努力をすれば十分可能な職種ともいえます．また他人の痛みがわかるという意味では，教育者として適しているという考えかたも成立します．

　もっと細かく見ていくこともできますが，きりがありません．交通関係の仕事でも，機関士，通信士といった補助的な内容のものは，強度の異常でなければ問題ないと思われます．

　また逆に，色覚異常があってもさしつかえない職業についても考えてみる必要があります．要は，その人の能力の全体から職業適性を考えるべきであって，色覚もその一部にすぎないということです．

## （2）　大学入学時の制限

　色覚異常者は学業の履修のうえで，あるいは卒後の就職のうえで支障があるとして，その入学を制限している学部・学科がいくつかあります．同じ学部・学科でも制限をしている大学，制限をしていない大学があり，それは個々の大学の教育に対する考えかたの違いによるようです．

　医学部入学時についていえば，以前は半数以上の大学で何らかの制限をしていましたが，その後の改定で現在ではこのような制限をしている大学はなくなりました．ただし，色覚異常があっても大丈夫という意味ではありません．それぞれの特性に応じた専門分野を選べばよい，とする考えかたに基づくものであり，入学後の指導が適切になされる必要があります．

　ほかの学部・学科では，教育学部の小学校教員養成課程，中学校の家庭・技術・芸術・理科，理学部・工学部・農学部の化学関連科などに何らかの制限をつけている大学がありましたが，最近はこのような制限はなくなっています．しかし入学できるからといって安心せず，こういう分野では色覚異常が不利になる可能性があることは十分理解し，不得意を補う努力をする覚悟が必要です．

## （3）　国家試験，資格試験では

　現在約500種の国家試験による職業資格がありますが，その中には受験資格と

して，正常色覚あるいは一定水準以上の色識別能を要求しているものがあります．大部分は警察・消防・自衛隊・航空・船舶に関するものですが，ほかには毒物劇物取扱責任者・ふぐ調理師は色盲を不可とし，オートレース選手・審判員は軽度の色覚異常も不可としています．いずれも色に関する判断の誤りが，人命にかかわる可能性を考慮してのことと思われます．

## さいごに

　色覚異常，とくに先天赤緑色覚異常について簡単に解説し，職業選択に際しての注意点を述べました．

　色覚異常は現在のところは有効な治療法はありませんが，将来は遺伝子による治療が可能になるかもしれません．しかし，遺伝子異常と色覚異常の型は必ずしも一致しないことがわかっており，遺伝子診断や遺伝子治療が可能になるのはまだまだ先のことかと思われます．

---

　本日の精密検査の結果，あなたの色覚異常は

＜診断＞　　　　１型２色覚，　１型３色覚，　２型２色覚，　２型３色覚

＜異常の程度＞　　　　軽度　　　　　中等度　　　　　強度


　　　　　　　　　　　　　　　　　年　　　月　　　日

　　　　　　　　　　　　　　　　　_____

# 索引

## 欧文

### A
A.Q.表示スイッチ …………… 83

### F
Farnsworth Panel D-15 Test
　……………………………… 64

### J
JFCランタン ………………… 89

### L
L遺伝子 ……………………… 22
L-錐体 ………………… 2, 13, 128
L-錐体オプシン ……………… 22

### M
minor errors ………………… 69
mRNA ………………………… 24
M遺伝子 ……………………… 22
M-錐体 ………………… 2, 13, 128
M-錐体オプシン ……………… 22

### O
one error …………………… 71

### P
PCD ……………………… 85, 88

### S
SPP …………………………… 51
S遺伝子 ……………………… 22
S-錐体 …………………… 3, 128
S-錐体1色覚 ………………… 11
S-錐体オプシン ……………… 22

### T
TMC表 ………………………… 58

### V
Vischeck …………………… 19

## 和文

### あ
青と黄の感覚 ………………… 5
赤と緑の感覚 ………………… 5
アノマロスコープ …………… 77

### い
石原色覚検査表 ……………… 41
異常3色覚 …………… 14, 82, 130
遺伝 …………………… 123, 131
遺伝子の重複 ………………… 26
色感覚モデル ………………… 66
色誤認 ……………………… 113
色の感覚 ……………………… 2
色の恒常作用 ……………… 119
色比較・検査用D65蛍光灯 …… 39
色間違い …………………… 10

### え
エキソン ……………………… 24

### か
学習指導 …………………… 100
仮性同色表 ………………… 38
型判定 ………… 48, 56, 60, 87
学校保健安全法施行規則 …… 100

環状表 ……………………… 45, 48, 50
杆体 ………………………………… 2, 128
杆体1色覚 ………………………… 11, 129

### き

記憶色 ……………………………………… 119
輝度 …………………………………………… 6
黄と青の感覚 ……………………………… 5
曲線表 …………………………………… 44, 49
極度異常3色覚 ………………………… 84
極度1型3色覚 ………………………… 84
極度2型3色覚 ………………………… 84
均等値 ……………………………………… 78

### け

掲示物 …………………………………… 105
検出表 ………………………… 42, 53, 58

### こ

光源色を利用した検査 ………… 75
混色目盛 …………………………………… 77

### さ

彩度対比 …………………………………… 6

### し

色相対比 …………………………………… 6
色相配列検査 …………………………… 38
色素色色覚異常 ………………… 85, 88
視色素遺伝子 …………………………… 22
実験・観察の学習 …………… 105
就職 ………………………………………… 119
条件等色 …………………………………… 77
職業選択 ……………………………… 107
職業適性 ……………………………… 132
資料 ……………………………………… 102

心因性視覚障害 ………………… 63
進学 ……………………………………… 119
信号灯 ………………………………… 122

### す

錐体 ………………………………………… 2
錐体1色覚 …………………………… 129
数字表 ……………………… 42, 49, 50
スプライシング …………………… 24, 32
スライド ……………………………… 102

### せ

成熟mRNA ………………………… 24
正常3色覚 …………………………… 11, 14
正常均等 ………………………………… 80
正常等色 ………………………………… 80
全色盲 ……………………………………… 51
先天青黄色覚異常 ………………… 12
先天赤緑色覚異常 ………………… 12
先天全色盲 ………………………………… 12

### た

第1レイリー等色 ……………… 82
第2レイリー等色 ……………… 82
単色目盛 ………………………………… 78
短波長感受性錐体 …………………… 3

### ち

中波長感受性錐体 …………………… 2
長波長感受性錐体 …………………… 2
重複 ………………………………………… 26
治療法 ………………………………… 124

### て

提示時間 ………………………………… 40
程度表 ……………………………………… 61

137

デモンストレーション表 …… 46, 51
転写 …………………………… 24
伝令RNA ……………………… 24

### と

東京医科大学式色覚検査表 …… 58
同時対比 ………………………… 6
等色値 ………………… 78, 81, 82

### な

ナンセンス変異 ……………… 32

### に

日常生活 ……………………… 121

### は

ハイブリッド遺伝子 ………… 28
パス …………………… 68, 91
パネルD-15テスト …………… 64
板書 …………………………… 101
判定のポイント
…… 47, 50, 57, 62, 74, 86, 91

### ひ

光受容器 ………………………… 2
表現型 ………………………… 23
標準色覚検査表 ……………… 51

### ふ

フェイル ……………………… 70, 91
複合保因者 …………………… 34
物体色を利用した検査 ……… 39

不等交差 ……………………… 27
分類表 ……………… 48, 56, 60

### ほ

保因者 ……………… 33, 35, 123

### み

見えかた ……………………… 16
ミスセンス変異 ……………… 32
緑と赤の感覚 …………………… 5

### め

明度対比 ………………………… 6
目盛操作（アノマロスコープ）… 79

### も

網膜色素変性 ………………… 71

### ら

ランタンテスト ……………… 89

### 数字

1型色覚 ……………………… 11, 30
1型2色覚 …………………… 14, 30
1型3色覚 …………………… 14, 30
2型色覚 ……………………… 11, 31
2型2色覚 …………………… 14, 31
2型3色覚 …………………… 14, 31
2色覚 ………………… 14, 80, 129
3型色覚 ……………… 11, 51, 58

## 著者略歴

**村木 早苗（むらき さなえ）**

- 1993年　大阪医科大学医学部 卒業，滋賀医科大学眼科 医員
- 1994年　済生会滋賀県病院眼科 医員
- 1995年　滋賀医科大学眼科 医員
- 1996年　近江八幡市民病院眼科 医員
- 1998年　滋賀医科大学眼科 医員
- 2000年　滋賀医科大学眼科 助手
- 2001年　医学博士取得
- 2007年　滋賀医科大学眼科 学内講師
- 2009年　滋賀医科大学眼科 講師
- 2017年　むらき眼科 院長，滋賀医科大学眼科 非常勤講師

2017年5月より生まれ故郷で心機一転，地域医療に取り組んでいます．
色覚専門外来もおこなっています．
むらき眼科　http://www.muraki-ganka.com/

---

わかる・できる・伝わる

# 先天赤緑色覚異常の診療ガイダンス
（せんてんせきりょくしきかくいじょうのしんりょう）

| | |
|---|---|
| 発　行 | 2017年10月5日　第1版第1刷 © |
| 著　者 | 村木早苗（むらき さなえ） |
| 発行者 | 青山　智 |
| 発行所 | 株式会社 三輪書店 |
| | 〒113-0033 東京都文京区本郷6-17-9 本郷綱ビル |
| | TEL 03-3816-7796　FAX 03-3816-7756 |
| | http://www.miwapubl.com |
| 装　丁 | 藤原恭子（surmometer inc.） |
| 印刷所 | 株式会社 太洋社 |

本書の内容の無断複写・複製・転載は，著作権・出版権の侵害となることがありますのでご注意ください．

ISBN 978-4-89590-612-8　C3047

**JCOPY** ＜（社）出版者著作権管理機構　委託出版物＞

本書の無断複製は著作権法上での例外を除き禁じられています．複製される場合は，そのつど事前に，（社）出版者著作権管理機構（電話 03-3513-6969，FAX 03-3513-6979，e-mail：info@jcopy.or.jp）の許諾を得てください．